“你应该知道的医学常识”大型医学知识普及系列

总主编　舒志军
周　铭
主　编　刘剑新

明明白白看
男科疾病

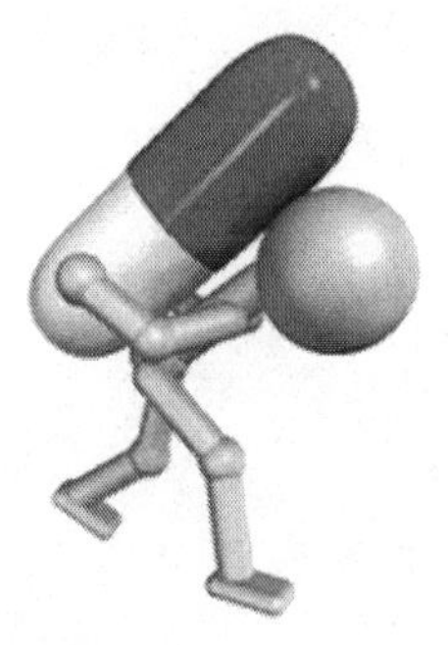

科学出版社
北　京

内 容 简 介

本书选取了勃起功能障碍、早泄、男性不育症、包皮过长与包茎、前列腺增生五种常见男科疾病，每种疾病都从一个临床经典病例入手，通过对此病例的剖析引出相关知识。本书简单介绍了上述五种常见男科疾病的历史、解剖学相关知识，通过知识问答形式详细阐述了每种疾病的概述、检查与诊断、治疗、预后与处理及中医知识。本书内容丰富，深入浅出，通俗易懂，有较强的指导性和实用性。

本书适合男科疾病患者及其家属阅读，也可供临床医护人员、医学生参考使用。

图书在版编目（CIP）数据

明明白白看男科疾病 / 刘剑新主编.—北京：科学出版社，2018.4

（“你应该知道的医学常识”大型医学知识普及系列）

ISBN 978-7-03-057008-6

Ⅰ. ①明…　Ⅱ. ①刘…　Ⅲ. ①男性生殖器疾病–诊疗　Ⅳ. ①R697

中国版本图书馆CIP数据核字（2018）第059225号

责任编辑：闵　捷

责任印制：苏铁锁 / 封面设计：殷　靓

科 学 出 版 社 出版

北京东黄城根北街 16 号

邮政编码：100717

http: // www. sciencep. com

南京展望文化发展有限公司排版

北京凌奇印刷有限责任公司 印刷

科学出版社发行　各地新华书店经销

*

2018 年 4 月第　一　版　开本：A5（890 × 1240）

2018 年 4 月第一次印刷　印张：2 3/4

字数：67 000

POD定价：　30.00元

（如有印装质量问题，我社负责调换）

“你应该知道的医学常识”大型医学知识普及系列总编委会

总 主 编

舒志军　周　铭

副总主编

谢春毅　金　琳　舒　勤　李国文

成　　员

（按姓氏笔画排序）

王长德　刘剑新　江艳芬　李国文
吴　坚　张启发　张家美　陈建华
金　琳　周　铭　庞　瑜　胡智海
钟　薏　郭　薇　曹烨民　盛昭园
舒　政　舒　勤　舒志军　谢春毅
蔡　炯　臧金旺　霍莉莉

《明明白白看男科疾病》编委会

主　编

刘剑新

编　委

（按姓氏笔画排序）

田长海　刘　旺　刘剑新
张　勇　韩孝洲

丛书序

我院的中西医结合工作开始于20世纪50年代，兴旺于60年代，发展于80年代，初成于90年代，1994年我院正式被上海市卫生局命名为“上海市中西医结合医院”。如今，上海市中西医结合医院已发展成为一所具有明显特色的三级甲等中西医结合医院、上海中医药大学附属医院。从上海公共租界工部局巡捕医院开始，到如今“精、融、创、和”医院精神的秉持，八十几载传承中，中西医结合人始终将“业贯中西、博采众长、特色创新、精诚奉献”的理念作为自己的服务宗旨。

提倡中西医并重、弘扬中西医文化、普及中医药知识一直是中西医结合人不懈努力的内容，科普读物的编写也是这一内容的重要组成部分。医学科普读物是拉近医护工作者和患者距离的有力工具，通过深入浅出、平实易懂的文字，能够让人们更好地了解医学、理解医生，也能使医生和患者之间的沟通更加顺畅。

本院相关科室医护工作者积极编写了“你应该知道的医学常识”大型医学知识普及系列，通过临床鲜活的病例介绍和医生丰富的经验记录，强调突出中西医结合诊断及治疗特色，着眼于人们的实际需求，为人们提供更具参考性、更为通俗易懂的医学知识，提高人们对医学科学知识的了解。此次“你应该知道的医学常识”大型医学知识普及系列的编写，也是我院在常见病患者及普通人群健康管理方面所做的一次努力。

我相信，对于患者、健康关注者还是临床医护人员，这都是一套值得阅读的好书！

上海中医药大学附属上海市中西医结合医院院长

2016年11月

前 言

随着医学知识的不断积累和增加，医学分科越来越细，专科研究越来越深、越精，然而，长久以来，对于占有人类一半数量的男性来说，其特有的疾病或多发病却找不到专科治疗，对相关疾病进行专门研究者更少。随着男性对自身健康要求的提高，医学界对男性生理病理研究的重视加强，以及男科疾病资料的增多，男科势必有更快更新的发展，造福于男性，造福于人类。

男科疾病和其他专科疾病一样，有其独立性和规律性，不仅危害男性的身心健康，给男性带来极大的肉体上和精神上的痛苦，而且还关系到夫妻关系的和谐、家庭的美满与幸福、后代智力的慧愚和体质的强弱等问题。因此，认识男科疾病的特点、诊治规律、养生优生方法等，不仅有利于提高男科疾病的诊治水平，而且对于家庭的稳定、夫妻关系的和谐和后代质量的提高等也大有益处。

编者根据自己的实践经验和认识，参阅了大量文献，由经典病例引入，深入浅出地向广大读者展示患者患病及就医的真实过程，全方位阐述男科疾病基本知识，并多维度解答读者疑惑，简单明了，贴近患者，观点新颖，特点鲜明，在市场其他保健类图书中独树一帜。同时，本书可为临床医护人员和医学生提供参考。

参加本书编写的是上海中医药大学附属上海市中西医结合医院泌尿外科的医护人员，在此，对相关人员付出的辛勤劳动及大力支持表示衷心感谢。本书在编写过程中，参考了相关的资料文献、书籍等，在此一并向这些学者表示感谢。

由于编写时间紧，不足之处在所难免，敬请专家学者及广大读者批评指正，让我们弥补不足，修订再版。

主编

2018 年 1 月

目 录

第一章　勃起功能障碍

第一节　经典病例

·病例摘要·

患者，区某，41岁，外企市场部经理。区某3个多月前起因工作繁忙，压力极大，身体感到很累，对夫妻生活逐渐失去兴趣。3个月前夫妻结婚纪念日，妻子非常想过性生活，区某勉强答应，但出现勃起不坚，不能插入阴道行正常性生活的情况，为此倍感沮丧。近3个月内区某多次与妻子性交，虽偶有插入能够性交，但均未能取得以往的满意度。经心理指导、生活行为改善及药物治疗，区某勃起功能逐渐恢复，获得满意的性生活。

·检查·

1. 体格检查　一般情况可，心肺腹检查无异常，外生殖器成年男性型，睾丸附睾正常大小，质地可。

2. 实验室检查及其他辅助检查

（1）血常规、血糖、血脂、肝功能、肾功能、甲状腺功能：正常。

（2）性激素：正常。

（3）阴茎动脉血流指数：正常。

（4）夜间阴茎膨胀试验（NPT）：持续性周期性弱的NPT（NPT1b）。

·诊断·

1. 初步诊断

西医诊断：勃起功能障碍。

中医诊断：阳痿，肝经湿热证。

2. 确定诊断

西医诊断：继发性功能性勃起功能障碍。

中医诊断：阳痿，肝经湿热证。

· 治疗 ·

1. 治疗方法　以心理行为治疗为主，药物治疗为辅。

2. 治疗经过　告知患者需通过自己的心理调节来消除心理障碍，解除思想包袱，合理平衡工作与家庭的关系，每天按时足量睡眠，戒烟戒酒。同时给予十一酸睾酮每天2次，每次40 mg口服；复方玄驹胶囊每天3次，每次3粒口服；告知补肾益气的食补疗法。同时告诉其妻子，对待丈夫的勃起功能不佳，不能埋怨，应该耐心配合丈夫来共同治疗。平时可以把房间布置得好一些，把自己打扮得性感些，营造一个温馨的环境，增强对丈夫的性刺激。

· 结果 ·

3个月后辅助检查：睾酮14.73（6.07～27.1 nmol/L），持续性周期性强的NPT（NPT1a）。

· 预后 ·

1. 预后预期　患者勃起功能逐渐恢复，取得满意的性生活，预后好。

2. 随访意见　定期随访（1个月、3个月、半年、1年）。

3. 随访结果　3个月后，逐渐停用十一酸睾酮和复方玄驹胶囊，患者勃起功能稳定，性生活满意。半年后检查：睾酮13.55，持续性周期性强的NPT（NPT1a）。

· 家庭护理指导 ·

1. 饮食护理　日常生活中可以应用一些食疗方（详见本章后续中医知识章节）。

2. 用药指导　遵医嘱按时服药。

3. 活动指导　合理平衡工作和家庭的关系，保持充足睡眠，戒烟戒酒。

4. 心理护理　消除心理障碍，解除思想包袱，妻子耐心配合。

第二节　病例剖析

一、勃起功能障碍的历史

南宋的第一个皇帝赵构有一段“绝后”的故事记于野史。其实赵构并非不能生育，他在年轻时生育过一个女儿。一次，赵构正在建康（今南京）的宫中拥着一名宫女寻欢作乐，突然宫外大呼“金兵渡江了”，赵构吓得匆匆穿好衣服连忙上马逃向临安（今杭州）。这一次突然的刺激使他得了阳痿。众所周知，年轻人患阳痿绝大多数并不是生殖器官有毛病，而是由精神因素引起的。如果找出引起阳痿的原因，加以疏导，性功能障碍可以得到解除，这是治疗精神心理性阳痿的最佳办法。然而，在君权高于一切的封建社会中，御医们哪敢斗胆对皇帝说“陛下没有病，应进行心理治疗”呢？他们只能战战兢兢地说皇帝为国事操劳，气虚、肾亏……开一些“壮阳”的药。这样，当然治不好皇帝的阳痿病，以致赵构“绝后”。明成祖朱棣永乐十九年（公元1421年），汉吕氏与太监鱼氏私通，结为“对食”（夫妻），朱棣发现后并未责怪他们，但他们害怕，双双上吊自尽了。朱棣让人把相关侍婢全部抓起来审讯，问这是怎么回事。女人哪能受得大刑，为求速死，不少人便谎称要行刺皇帝。结果，麻烦大了，不只这些侍婢被杀，还连累了大批宫女，即朝鲜史书所称的“凡连坐者二千八百人”。行刑时，朱棣还亲自去屠场“欣赏”。有一名大胆的宫女骂道：“自家衰阳，故私年少寺人，何咎之有！”你皇帝自己不行，宫女才与人私通的，何罪之有？朱棣患阳痿的事情才为外人所知。朱棣，也因此成了中国历史上第一个被宫女曝光性无能的皇帝。

随着科学发展、社会进步，人们对勃起功能障碍的认识也在深化。例如，早在15世纪，人们认为勃起功能障碍是魔鬼附体，18世纪认为其是手淫所致，19世纪初还认为勃起功能障碍都是心理性疾病，1950年后又认为其是行为性疾病。1970年前，勃起功能障碍仍被视为与雄激素量的减少、自然年龄老化和心理因素有关。人们缺少了解勃起功能障碍的常识，使许多勃起功能障碍患者背上了沉重的思想包袱，影响了正常的家庭生活，也变得性格孤僻和暴躁易怒，从而影响到人际关系。1970年后，由于勃起生理和病理研究的进展，人们认识到心理因素固然可以引起勃起功能障碍，但对大多数男性来说，勃起功能障碍与许多疾病（如高血压、糖尿病、心血管疾病）、药物、外伤及手术等有关，因为勃起机制是阴茎海绵体平滑肌松弛、阴茎动脉扩张、血流增加和静脉回流受阻等完整血流动力学过程，在这一过程中，任何功能障碍或者阴茎结构上的任何缺陷都可能导致勃起功能障碍。

二、男性生殖系统的解剖学相关知识

1. 男性生殖系统组成　男性生殖系统由内、外生殖器两部分组成。外生殖器包括阴囊和阴茎；内生殖器包括生殖腺体（睾丸）、排精管道（附睾、输精管、射精管和尿道）及附属腺体、精囊腺、前列腺和尿道球腺。男性生殖器在青春期开始发育，发育成熟后即具有了生殖的功能（图 1–1）。

2. 阴茎勃起的生理过程　男性正常的性功能包括性兴奋、阴茎勃起、性交、射精和性欲高潮等过程，阴茎勃起只是男性性功能中最重要和最基本的一个环节。阴茎勃起有赖于健全的神经反射通路、正常的内分

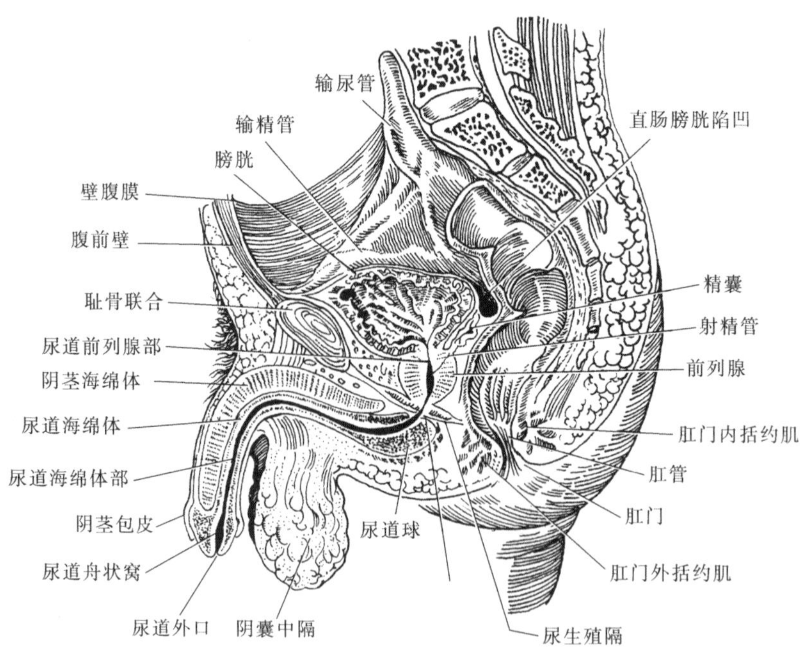

图 1–1　男性生殖系统

泌功能、充分的动脉血液输入（“进水口”）及有力阻断静脉血液流出（“出水口”）、正常的阴茎解剖结构等4个环节的相互协调和配合，缺一不可。此外，还必须有健康的心理状态，否则，即使上述4个环节均正常，阴茎仍然不能勃起。

三、知识问答

（一）勃起功能障碍概述

· 什么是勃起功能障碍？·

勃起功能障碍（erectile dysfunction，ED）是指持续或反复不能达到或维持足够阴茎勃起以完成满意性生活。勃起功能障碍按病因可分为心理性勃起功能障碍、器质性勃起功能障碍及混合性勃起功能障碍。

· 人老了，一定会发生勃起功能障碍吗？·

经典病例中的区某，年龄才41岁，只能算中年，不能说他已经老了，而他已经出现了勃起功能障碍的情况，说明此病不一定是老年人才会得，但是，也不能说，人老了，就一定会发生勃起功能障碍。

随着年龄的增加，人体发生生理学上的衰老，但并不一定会出现勃起功能障碍等性功能障碍。例如，很多70岁甚至80岁的老人仍有性功能。许多中老年人发生性功能障碍常常是由其他因素引起：① 全身性慢性疾病，如高血压、糖尿病、心血管疾病、肝肾疾病、神经精神疾病、内分泌疾病及生殖器官疾病等；② 心理因素；③ 手术与创伤；④ 药物不良反应；⑤ 不良生活习惯，如酗酒、吸烟等。归纳起来，性功能障碍高发人群特征为年龄超过40岁，具有相关基础疾病，长期服用易导致性功能障碍的药物，生活紧张，压力过大。总之，性功能障碍不是人体衰老的必然结果，出现性功能障碍后应该寻找原因，进行治疗。事实上，多数性功能障碍是可以治愈的。

根据21世纪初美国一项大规模研究，年龄为40～70岁的男性中，52%患勃起功能障碍，其中40～49岁发病率为39%，50～59岁发病率为48%，60～69岁发病率为57%，70岁以上发病率为67%。由此可见，勃起功能障碍的发病率确实随着年龄的增大而增大，但这并不意味着生了病就“顺其自然”，以“年龄大了”为由而不去管它，而应该到正规医院找男科专家诊治，以便发现病因，让疾病痊愈。当然，因衰老而出现的性功能衰退也是必然的，譬如老年男性会出现性欲减退、勃起能力差、射精延迟、性交频率减少等，这些都是正常现象。

所以，我们对老年人的性提出两句话：情至上，性偶尔为之；性是食，不是餐。从这两句话可以体会到老年人的性与年轻人是不一样的。性欲从广义的角度讲包括胀满缓释欲（指性生活的射精等）和接触欲（包括语言交流和皮肉接触等）。老年人的性爱更注重后者，包括各种形式的情感交流，排除孤独感，这有益身心健康。

·青少年阴茎经常勃起好不好？·

阴茎经常勃起，对青少年身体有一定的害处。青少年生理上的性成熟与人格、性心理上的不成熟处于一种不平衡状态，此时容易受到外界的性刺激，如带有色情的书刊、影视碟片等，这些都能引起性冲动和欲望，从而导致阴茎勃起。生殖器长期处于充血状态，容易诱发前列腺炎。这种前列腺炎称为充盈性前列腺炎，也称前列腺溢液，在青少年中较多见。造成前列腺溢液的原因主要是阴茎经常勃起，诱发自主神经功能失调，引起前列腺充血，分泌增加且腺管松弛、扩张，当腹内压增加或者会阴部肌肉收缩时，前列腺液就容易从尿道口溢出，呈乳白色、黏稠状。

·青少年如何避免阴茎经常勃起？·

① 与异性交往中，应该自然、坦率、友好；② 不要看有色情内容的书籍、碟片；③ 多参加文娱和体育活动，使充沛的精力得到有益释放；④ 青少年涉世不深，辨别能力弱，容易受到社会环境的影响，因此择友时应该谨慎；⑤ 内裤要宽松，不要过于紧小，以避免对生殖器的摩擦刺激；⑥ 每天睡觉前用温水清洗外生殖器，尤其是将阴茎包

皮上翻清洗，避免污垢刺激而引起勃起；⑦ 不要随意玩弄生殖器，如果10～15天发生一次遗精，属于正常生理现象，不必太在意。对于大多数青少年来说，当阴茎受到外界刺激而发生勃起时，不妨去小便，膀胱尿液排空后，阴茎自然就会疲软下来。

· 阴茎向下勃起正常吗？·

阴茎勃起时向下是正常的。在正常情况下，大多数男性勃起时阴茎是向上的，但20%的男性勃起的阴茎与身体是垂直的，5%的男性则是向下的，一般来说，男性年龄越大，勃起时阴茎可能越向下。此外，半数以上的男性勃起时阴茎在正中间，而30%的男性在勃起时阴茎会偏向左侧，约6%的男性勃起时阴茎偏向右侧。总之，男子阴茎勃起后的位置会有差异，只要不影响性生活，也没有器质性病变，不必有所顾虑。

如果阴茎勃起时弯曲严重，勃起时疼痛或者性交困难，则有可能是由先天性发育异常所致。例如，尿道过短造成阴茎严重弯曲，包皮过长或者包茎患者在环切手术时因操作不当造成包皮系带过短，也会引起勃起时阴茎弯曲疼痛。上述情况，可以通过手术整形来解决。成人如果突然发生阴茎弯曲疼痛，则可能是由阴茎纤维性海绵体炎所致，这种病是阴茎中形成纤维组织而造成的，一般表现为成人阴茎勃起弯曲，有时伴有疼痛，阴茎的某一部位有硬块或者肿块。根据弯曲的程度不同，会引起性交困难、疼痛或无法性交，发病多在40～60岁。

睾丸在阴囊中的位置高低稍有差异是正常的，这样可以避免男性在两腿并拢时挤压睾丸，大多数的男性，左边的睾丸比右边的低。不过要排除下列情况：先天性单侧睾丸下降不全，有时一侧睾丸在腹股沟甚至在腹腔内摸不到；外伤或者其他原因导致单侧睾丸萎缩；精索静脉曲张、腹股沟疝或者鞘膜积液等导致的一侧睾丸看上去较大；睾丸炎症或肿瘤等使单侧睾丸体积增大等。如果发现上述情况或者自己的性器官或者性功能突然改变，就应该及时到泌尿科或者男科咨询或者检查了。

（二）勃起功能障碍的检查与诊断

·如何自测勃起质量？·

国际勃起功能指数问卷（IIEF）是临床使用最广泛的自我评价勃起功能的方法，但有关勃起质量的评价内容有限，且没有包含勃起的硬度、持续的时间、阴茎敏感性等有关患者满意度的内容，为了评价阴茎勃起的质量，进一步完善现有的诊断和测量结果，国外由泌尿外科医师、内分泌学专家、心理学家和全科医师组成的专家队伍设计制作了一个自我调查评价问卷即勃起质量量表，它可以用勃起功能障碍患者的临床治疗效果判定。该问卷包括15项条目的自我评估的调查，用于评估勃起质量的最重要的方面，总共分为5个部分，即获得勃起的能力、勃起持续时间、勃起硬度、受刺激时的敏感性或感到愉悦的程度、勃起质量的总体情况和感受。

由于该问卷调查的时间范围为4周，因此只有患者在过去的4周中至少有一次勃起时，填写该问卷才有意义。对于以下列出的每一条问题，患者可选择一个最符合其实际情况的答案。在回答问题时，患者尽量回忆在过去4周中发生的每一次勃起情况，包括在与性伴侣性交、手淫及睡醒时的勃起情况。

前几个问题是关于患者获得勃起的能力的。对于每个问题，选择一个答案。问卷调查具体内容如下。

（1）在过去4周中，您怎样对自己获得的勃起能力进行分级？

0	1	2	3	4	5	6	7	8	9	10
很困难 （不能获得勃起）					一般					很容易

（2）在过去4周中，您很容易就能快速勃起的概率是多少？

0	1	2	3	4
从来没有	很少	有时	经常	总是

(3) 在过去4周中，您对自己获得勃起能力的自信心如何？

0	1	2	3	4
完全不自信	不自信	一般	比较自信	非常自信

(4) 在过去4周中，您对自己获得勃起的满意度如何？

0	1	2	3	4
完全不满意	不满意	一般	比较满意	非常满意

以下问题是关于您勃起持续时间的。

(5) 在过去4周中，您的勃起时间足以完成插入的概率是多少？

0	1	2	3	4
从来没有	很少	有时	经常	总是

(6) 在过去4周中，您勃起的时间足以完成射精的概率是多少？

0	1	2	3	4
从来没有	很少	有时	经常	总是

(7) 在过去4周中，您对勃起的自信心如何？

0	1	2	3	4
完全不自信	不自信	一般	比较自信	非常自信

(8) 在过去4周中，您对自己勃起持续时间的满意度如何？

0	1	2	3	4
完全不满意	不满意	一般	比较满意	非常满意

以下几个问题是关于您勃起硬度的。

(9) 在过去4周中，您怎样对自己的勃起硬度进行分级？

0	1	2	3	4	5	6	7	8	9	10
完全不硬					一般					非常硬

（10）在过去4周中，您的硬度足以插入的概率是多少？

0	1	2	3	4
从来没有	很少	有时	经常	总是

（11）在过去4周中，您对自己勃起硬度的满意度如何？

0	1	2	3	4
完全不满意	不满意	一般	比较满意	非常满意

以下问题是关于您的阴茎在受到刺激时的敏感性或者感到愉悦的程度的。

（12）在过去4周中，您对自己阴茎勃起时感到愉悦的程度进行分级？

0	1	2	3	4	5	6	7	8	9	10
完全不愉悦					一般					非常愉悦

（13）在过去4周中，您对自己阴茎受到刺激时感到愉悦的满意度如何？

0	1	2	3	4
完全不满意	不满意	一般	比较满意	非常满意

最后几个问题是关于您勃起质量的总体情况和感受的。

（14）在过去4周中，当您尝试性交时您对勃起情况感到担心的概率是多少？

0	1	2	3	4
从来没有	很少	有时	经常	总是

（15）在过去4周中，您对自己勃起总体质量的满意度如何？

0	1	2	3	4
完全不满意	不满意	一般	比较满意	非常满意

上述问题只有当患者回答了至少10个问题的时候，才进行总分计算，未回答的问题用已经回答的问题的平均分来代替。该量表的评分为15个问题的总分，每个问题为0～4分制。总分为0～60分，分数越高说明勃起质量越好。

·勃起功能障碍有哪些类型？·

经典病例中区某在妻子非常想过性生活的时候勉强答应，但出现勃起不坚，不能插入阴道行正常性生活的情况，为此倍感沮丧，检查的最终结果，区某被诊断为勃起功能障碍。但是，所有“阴茎不听指挥”的情况都属于勃起功能障碍吗？

阴茎勃起的过程是一个复杂的生理过程。阴茎勃起有以下3种类型：第一种是用手直接刺激阴茎或者其他周围组织引起阴茎勃起，称为“反射性勃起”。第二种是睡眠时阴茎的勃起，称为夜间勃起。健康男性都会有阴茎夜间勃起。性能力好的男性每晚可有3次以上的夜间勃起，每次20～40分钟。第三种是视觉、听觉、嗅觉或者幻觉等对大脑的刺激引起的阴茎的勃起，称为心理性勃起。这种刺激信号由脊髓神经传递给阴茎神经，从而引起勃起。这种勃起多见于年轻人，随着年龄的增长，心理性勃起会逐渐减少。

·勃起功能障碍的影响因素和诊断标准是什么？·

影响阴茎勃起的因素有很多，如年龄、个体差异、精神状态、身体健康、生活环境与条件、工作压力等。要诊断为勃起功能障碍，必须具备3个条件：一是已婚，并有稳定的性关系；二是性交时不能勃起，或者勃起不坚，或者坚而不硬无法插入阴道；三是病程在3个月以上。所以，偶尔一次性生活不成功，不能诊断为勃起功能障碍。

·勃起功能障碍与激素水平是否有关？·

对于中年人出现的勃起功能障碍问题，医生往往会建议做血清激素水平检测，检测指标包括睾酮(T)、黄体生成素(LH)、卵泡刺激素(FSH)、雌二醇(E_2)等。各地医院使用的检测方法不同,因此各种指标的正常值也不一样,你只能参考医院报告单上附列的正常值,了解激素水平是否正常。

睾酮由睾丸分泌,是体内主要的雄激素,也是阴茎正常生理性勃起的重要因素。睾酮的分泌受到下丘脑–垂体–睾丸轴的调节,也就是说,在下丘脑的刺激下,促进垂体释放黄体生成素、卵泡刺激素,进而刺激睾丸分泌睾酮,而血液中睾酮水平又反馈性抑制黄体生成素的释放。因此,睾酮水平降低时,如果病变发生在下丘脑、垂体、睾丸,引起血液激素水平变化是不同的:① 如果病变部位在睾丸,即为原发性性腺功能减退,患者血清睾酮低,但黄体生成素和(或)卵泡刺激素升高;② 如果病变部位在下丘脑或垂体,则属于继发性性腺功能减退,患者血清睾酮、黄体生成素和卵泡刺激素都减低。

在区别了原发性和继发性性腺功能减退后,还要根据每个人的检查结果做具体分析,采取进一步的诊断和治疗措施。有时,还需参考雌二醇水平的高低判断病情。因为,雌二醇属于雌激素,患有肝硬化时,患者血液中的雄激素会向雌激素转化,引起血清中雌激素水平升高;甲状腺功能亢进患者血液中雌二醇也会增加。所以,检查雌二醇有助于了解是否有以上情况。

睾酮与性功能也有一定的关系,随着年龄的增加,男性体内的睾酮水平逐渐降低。不过,国内尚没有权威的资料表明睾酮降低到什么水平会影响性功能。对勃起功能障碍来说,睾酮低下也只是众多发病因素之一。勃起功能障碍发生的原因,包括生活习惯、患病服药、心理状况等,如吸烟、酗酒、吸毒等不良生活习惯;患有心血管疾病、糖尿病、肝肾衰竭、卒中等疾病,服用抗高血压药物、抗抑郁药、激素类药物、抗真菌药等,都可以诱发勃起功能障碍;工作或者人际关系紧张引起的焦虑、夫妻关系不和或者存在性操作焦虑等,性功能难免也会不理想。对此,最好到医院的男科或者泌尿科检查确定。

（三）勃起功能障碍的治疗

·勃起功能障碍如何治疗？·

经典病例中区某患有勃起功能障碍影响夫妻性生活，经治疗后区某夫妻又恢复了满意的性生活，因此患有勃起功能障碍并不可怕，只要经过合理规范的治疗，恢复满意的夫妻性生活并不难。勃起功能障碍并不会危及患者的生命，但是会极大地影响患者的生活质量，严重时甚至会危及患者的家庭稳定。因此，对勃起功能障碍的治疗至关重要，临床上常用三道防线治疗勃起功能障碍。

第一道防线：心理治疗。心理性阳痿患者往往会伴有抑郁症状，具有内向和不稳定的个性，对于此类患者，应该积极采用心理治疗，通过心理治疗帮助患者消除忧虑，改变性格，重塑自我；同时还需要夫妻双方共同参与治疗，妻子的积极配合，将对勃起功能障碍的诊治带来事半功倍的效果。另外，对夫妻双方进行性知识的宣教，使其了解性、认识性，从而改善性功能，进一步提高性生活质量。

第二道防线：药物治疗。目前，最常用的药物是磷酸二酯酶V型抑制剂（PDE5抑制剂），此类药物起效快，效果明显，是治疗勃起功能障碍的首选药物。其代表性药物是西地那非。它能增加勃起的硬度和延长勃起的时间，从而更好地完成性生活，对各种原因引起的勃起障碍都有治疗作用，疗效确切并有良好的安全性和耐受性。在服用药物后，其夫妻之间进行视听觉刺激、接吻、抚摸等性刺激下发生作用。

第三道防线：手术治疗。对于保守治疗无效的患者需采取手术治疗，对于动脉阻塞性勃起功能障碍可行阴茎血管重建手术，静脉瘘患者可行阴茎背深静脉结扎术，其中假体植入手术是治疗勃起功能障碍的最终手段。总之，任何原因的勃起功能障碍在此三道防线的治疗下大多数可以恢复满意的性生活。

·勃起功能障碍有哪些一线药物？·

经典病例中区某应用十一酸睾酮及复方玄驹胶囊后勃起功能障碍得到有效治疗，那勃起功能障碍都有哪些治疗药物呢？勃起功能障碍需要综合治疗，目前临床上主张三线治疗原则：一线为口服药物治疗，性行为治疗；二线为经尿道给药，真空负压治疗，海绵体内血管活性药物注射；三线治疗为外科手术治疗。

口服药物治疗是勃起功能障碍治疗中最简单、最容易接受的治疗方法，所以通常作为一线治疗方式。常用的口服药物如下。

1. PDE5抑制剂　包括西地那非、伐地那非和他达拉非。它们都经过国家食品药品监督管理总局（China Food and Drug Administration，CFDA）批准用于临床，大量的临床研究证明其安全有效，为目前治疗勃起功能障碍的第一线治疗药物。

PDE5抑制剂的作用机制相同，口服后有足够的刺激才能增强勃起，总体有效率80%左右；但是药代动力学有所差异，按需服用、足够剂量、反复使用可能提高疗效。副作用有头痛、头晕、颜面潮红等，发生率在15%左右；服用甘油酸酯类药物者禁用。

2. 盐酸阿扑吗啡片　为多巴胺受体激动剂，通过加强性刺激下NO-cGMP信号通道的活性从而增强勃起功能。性交前含服盐酸阿扑吗啡片2～3 mg，有效率为28.5%～55%，71%患者在服药后20分钟内起效。对具有明确的PDE5抑制剂使用禁忌的患者，其可以作为一线治疗药物。不良反应是恶心、头晕、出汗、嗜睡和打哈欠等，发生率在10%左右。

3. 睾酮补充疗法　主要用于原发性和继发性性腺功能低下所引起的勃起功能障碍，雄激素补充可口服、肌内注射及皮下注射，治疗有一定效果；同时，还可以提高PDE5抑制剂的疗效。补充雄激素前后，应该常规行前列腺指检和前列腺特异性抗原（Prostate specific antigen，PSA）测定及肝功能检测。

4. 甲磺酸酚妥拉明　为α肾上腺能受体阻滞剂，具有中枢及外周双重作用，常用剂量为40 mg，不良反应有眩晕、鼻塞和心动过速。

中医中药治疗勃起功能障碍有着悠久的历史，辨证施治有一定的疗效。壮阳补肾之药，常用的有复方玄驹胶囊、五子衍宗丸等。但在治疗上应从片面强调补肾阳的误区中走出来，也应重视补阴；应重视从肝论治；重视活血化瘀药物的应用；恬愉的精神生活有助于夫妻性生活的和谐；应多方配合治疗，能够相得益彰。

· PDE5抑制剂要按需服用还是长期服用？·

第一个PDE5抑制剂药物西地那非的发现开创了勃起功能障碍治疗的春天。勃起功能障碍患者使用后的有效率可达70%～80%。在大家的印象中，只要性生活前吃上一粒，似乎就能“金枪不倒”。因此，很多男性把它当成性药，以为吃了会产生成瘾性和依赖性，有些勃起功能正常的男性以为吃了能够提高性能力。其实这些认识是错误的，PDE5抑制剂不是性药，不能够增强性能力，对于一个完全没有性欲的人，此药是毫无用处的。西地那非要在性生活开始前0.5～1小时服用，目的是通过增加性刺激来提高药物的疗效。

此后，长效PDE5抑制剂小剂量长期治疗模式，给勃起功能障碍患者带来了治疗方式的革命。较长的半衰期也使夫妻不用计划性地安排性生活，更加自发自然的性生活方式使夫妻双方的性生活满意度显著提高。但是，小剂量长期治疗模式提高了患者的经济负担，对于老年患者或者性生活规律的勃起功能障碍患者，一部分心理性勃起功能障碍患者，PDE5抑制剂按需服用仍然表现出优势。总之，PDE5抑制剂按需服用和小剂量长期服用各有优势，不能互相替代，医生会根据患者的病情具体灵活地选择，个体化治疗。

· 丈夫勃起功能障碍，妻子需要做些什么呢？·

性生活是夫妻双方共同的事情，如果夫妻性生活互动不良，则丈夫出现勃起功能障碍等性问题也就不足为奇了。20世纪初，美国的一项调查研究发现，在男性勃起功能障碍的患者中，有10%是其配偶的问题。所以，治疗勃起功能障碍应该将配偶也纳入计划内，明确问题所在。即使配偶没有任何问题，也应该积极配合丈夫的治疗。医生有能力，也有义务和责任告诉配偶应该怎样配合丈夫康复。尤其是那些感情出现摩擦甚至破裂的家庭，要尽可能帮助配偶转变观念及态度。

所以，妻子首先要考虑的问题是自己和丈夫的感情到底怎样。如果这方面有问题，首先要使之弥合。如果妻子是全力支持丈夫的，就要一起陪同丈夫就诊，听从医生的指导，并在治疗中尽量多支持、鼓励丈夫。这样，才能取得真正的疗效。

（四）勃起功能障碍的预后与护理

· 如何避免偶尔的“勃起功能障碍”？·

很多男士都属于一时性的勃起功能障碍问题，不久以后他的性功能就恢复正常了。在男性的日常生活中，涉及阴茎勃起的因素实在太多了，其中任何一个环节出了问题，都会影响到阴茎的勃起状态，不应该把这种偶尔的“不举”看作有病。

在这种情况下妻子应该采取积极的态度来对待这件事。如果以后遇到类似的情况，不妨先让丈夫好好休息，养精蓄锐，再行房事。对此，丈夫也应该采取豁达的态度，多与妻子沟通，加上日后性生活恢复正常，那么问题就迎刃而解了。

现实生活中，好多妻子对丈夫一时的阴茎勃起困难往往采取抱怨的方式。事实上，对待一时的阴茎不能满意勃起，一定要有正确的态度，尤其是女方。中国有句古话“气可鼓而不可泄”，对待丈夫一时的勃起功能不佳，作为妻子，千万不能埋怨，应该耐心配合丈夫，来共同完成。不是说“一个成功的男人背后必定有一个成功的女人”吗？在事业上如此，在家庭生活中也是如此。只要有妻子的关心和支持，丈夫一定会有上乘的表现。妻子还可以试试以下的方法：刻意把房间布置得好一些（包括灯光、喷洒香水等），把自己打扮得性感些，营造一个温馨的环境，增强对丈夫的性刺激。这么做就会取得满意的效果。

当然丈夫也应该处理好工作与家庭生活的关系。上班时认真上班，下班回家就要悉心经营好小家庭的温馨生活，做到劳逸结合。只要有信心，通过自己的心理调节来消除心理障碍，解除思想包袱、轻装上阵，就一定会取得成功。

与此同时，最好到医院去做一次全面的检查。此外，还应该戒烟戒酒。因为，烟和嗜酒都会给阴茎勃起造成不良的影响。不要迷信所谓的性药、春药，这些药物不仅不能治好病，有时反而会给身体造成不良的影响。俗话说“药补不如食补”，建议适当食用一些特殊的膳食来达到强精、壮阳、补肾、强身的目的。从维持和调节性功能的角度出发，可以摄入充足的优质蛋白质，如禽、蛋、鱼和肉类等动物性蛋白及大豆食品等豆类蛋白。

（五）勃起功能障碍的中医知识

·哪些中药可以治疗阳痿？·

1. 淫羊藿 相传在南北朝时期，有些牧羊人发现，羊啃吃一种小草后，发情次数明显增多。公羊阳具勃起不软，与母羊交配次数增多，交配时间延长，而吃其他野草则无此功效。有一次，陶弘景采药途中，无意中听牧羊人谈及此事，后经实地考察，认定这种小草具有壮阳的作用。由于此草能使羊淫性增加，陶弘景便给这种草取名为“淫羊藿”。淫羊藿味辛甘性温，走肝肾二经。其为补命门、益精气、强筋骨、补肾壮阳之要药，临床常用于治疗男子阳痿不举、滑精早泄、小便不禁等症。现代研究表明，淫羊藿含淫羊藿苷、挥发油、蜡醇、植物甾醇、鞣质、维生素E等成分，能兴奋性功能，有促进精液分泌作用。

2. 肉苁蓉 唐代《本草拾遗》中曾记载：“肉苁蓉三钱，三煎一制，热饮服之，阳物终身不衰。”现代医学也印证了这一点，肉苁蓉中含有大量氨基酸、胱氨酸、维生素和矿物质珍稀营养滋补成分，对男性肾、睾丸、阴茎、海绵体等性器官都有极大的补益效果，也可有效提高精子活力和质量。

3. 巴戟天 大家都知道，中国历代皇帝的寿命相对于普通人的平均寿命要短。究其原因，可能是因为他们忙于政务、过度操劳及过分放纵性欲所致。皇帝拥有的三宫六院、七十二妃伤耗了他们的“阳气”或“能量”（体力上和精力上），最终导致他们比普通人更加短命。但是，清代乾隆皇帝寿命却很长，他活了89岁。乾隆的长寿在当时令人惊讶，他长寿的消息甚至传到英国皇室。英国皇室甚至派使者到中国来探寻乾隆皇帝长寿的秘密，那时乾隆已经83岁了，可是看上去只有60岁的样子，还十分健康，在精神上和体力上都压倒了年轻人。当英国使者问到乾隆皇帝长寿的秘诀时，御医们就告诉他：“皇上日常所进补之补品中，有一种叫巴戟天的中药。”在药王孙思邈的《备急千金要方》中亦有记载:“治虚羸阳道不举,五劳七伤百病。能食,下气:巴戟天、生牛膝各三斤。以酒五斗浸之,去滓温服,常令酒气相及,勿至醉吐。”可以治疗阳痿的中药还有很多,如海马、五味子、锁阳、鹿茸、覆盆子、肉桂等,除服用中药汤剂外,亦可煲汤代茶饮、泡酒。

·阳痿就是肾虚吗?·

勃起功能障碍又称阳痿,部分患者认为是由于年龄增大和肾虚导致的,其实并不尽然。中医理论认为,阳痿除了肾虚外,与肝郁、脾虚、湿热、血瘀等密切相关。男性长期工作紧张,压力过大,导致失眠多梦,急躁易怒,口干口苦,两胁胀痛,勃起苦难或者勃起不坚,为肝郁气滞。饮食不规律,或喜食生冷,损伤脾胃,脾运化不力,可导致阳痿,并见疲倦乏力、食欲下降、大便稀溏等,为脾气虚弱。嗜酒或辛辣食物,容易生湿化热,湿热下注,导致阴囊潮湿,小便赤黄,阳痿不举,舌苔黄腻,为下焦湿热。有慢性病史,如高血压、糖尿病、高血脂等,或阳痿病程长者,多导致瘀血阻滞,会出现舌质色黄,有瘀点或瘀斑,舌下脉络紫暗增粗等征象。因此,阳痿并不等于肾虚,需要仔细鉴别,不可盲目补肾。

·勃起功能障碍患者适用哪些食疗方?·

中国有一个古方为秃鸡散,能治疗“男子五劳七伤、阴痿(即阳痿)不起、为事不能”。相传隋朝有个蜀郡太守吕敬,已经七十多岁了,服了秃鸡散后,还生了三个儿子。一次太守夫人把药倒在庭院中,雄鸡吃了后,即赶上雌鸡,啄雌鸡冠使雌鸡冠秃,因而得名秃鸡散。原来秃鸡散中有补肾壮阳之药,如肉苁蓉、菟丝子、蛇床子、五味子、远志等,是提高性欲、治疗阳痿的良药。

这个故事尽管有些夸张,不过我们的祖先确实给后人留下了很多宝贵的验方效药。这些方药与饮食疗法结合起来,可谓美食疗疾两不误。

1. 清蒸虾仁童子鸡　童子鸡去内脏,取虾仁30 g,加葱、姜、料酒、盐适量,塞入鸡腹内,上笼蒸透即可食用。

2. 海参羊肉汤　海参250 g，羊肉250 g，洗净后加水煨炖烂酥，加生姜、盐再炖片刻，即可食肉喝汤，每周2次。

3. 大蒜拌羊肉　羊肉250 g，煮烂，大蒜15 g，捣成泥状，将蒜泥、盐、辣酱油和熟油适量，与羊肉充分拌匀，即可食用。

4. 韭菜炒鳝丝　鳝鱼250 g，韭菜250 g，加入油中大火炒透，再加入盐、料酒用小火煮透，即可食用。

5. 蛤蚧海马酒　蛤蚧1对，海马1对，白酒（50度）1 kg，放入密闭容器中浸泡15天即可食用，每天早、晚各1次，每次10 g。

第二章　早　泄

第一节　经典病例

·概述·

患者，汪某，39岁，公司职员。结婚8年来在夫妻性生活一直不满意，基本每次阴茎插入阴道1分钟左右即产生射精，曾经服用舍曲林、帕罗西汀等药物，尝试过中医和阴茎头脱敏等治疗，但效果不满意。遂至本院男科门诊就诊。

·检查·

1. 体格检查 阴毛呈棱形分布，外生殖器无畸形，阴茎长6.5 cm，龟头外露（已行包皮环切术），阴茎海绵体无结节，双侧睾丸大小正常，双侧输精管光滑，无精索静脉曲张。经肛门检查前列腺：质较软、无结节、大小正常、无触痛。

2. 实验室检查及其他辅助检查

（1）血常规、血糖、血生化检查、性激素6项（催乳素、卵泡刺激素、黄体生成素、雌二醇、孕酮、睾酮）正常。

（2）夜间阴茎勃起测定：勃起反应4次，最长持续时间50分钟，提示勃起功能正常。

（3）阴茎敏感神经测定：阴茎头为0.050 μm，说明阴茎头敏感度过高。

·诊断·

1. 初步诊断　早泄。

2. 确定诊断　原发性器质性早泄。

· 治疗 ·

1. 治疗方法　药物治疗、手术治疗。

2. 治疗经过　给予阴茎敏感神经选择性阻断术治疗。

· 结果 ·

术后1个月阴茎敏感神经测定：阴茎头为0.320 μm，术后3个月阴茎敏感神经测定：阴茎头为0.328 μm，说明阴茎头敏感度正常。术后1个月恢复性生活，射精潜伏期达5.5分钟，3个月后回访射精潜伏期达8分钟，夫妻性生活满意。

· 预后 ·

1. 预后预期　患者性生活满意，预后好。

2. 随访意见　定期随访（1个月、3个月、半年、1年）。

3. 随访结果　3个月后回访射精潜伏期达8分钟，夫妻性生活满意。

· 家庭护理指导 ·

1. 心理治疗　消除心理障碍，解除思想包袱，树立信心。

2. 行为方法指导　需要夫妻双方耐心配合，生活规律，戒烟戒酒。

3. 饮食保健　日常可适当应用食疗保健，如莲子、芡实、枸杞、虾皮等，对于早泄都有一定的调理作用。

第二节　病例剖析

一、早泄的历史

生物学意义上，快速射精同人类历史一样漫长，但是，早泄很大程度上是一个社会学概念，在医学中的出现并不久远。古希腊神话中，火神赫菲斯托斯爱上雅典娜，几经追求后雅典娜依从了他，但是火神把精液洒在了女神的大腿上。雅典娜心生厌恶，用羊毛擦去精液，扔在泥土上，诞生了雅典国王厄里克托尼俄斯，这可能是人类历史上最早的早泄“传说”。

早泄，古代中医称之为“鸡精”。清代《秘本种子金丹》指出：“男子玉茎包皮柔嫩，少一挨，痒不可当，故每次交合阳精已泄，阴精未流，名曰鸡精。”以鸡的交媾取象命名，形容时间短暂，其定义可谓形象而准确。

中医对早泄的最早记载，可追溯到隋代巢元方的《诸病源候论》，指的是仅通过视听刺激就会情不自禁地射精。明清以后，古代医家才将早泄作为一种疾患提出，并总结了一些治疗方法。清代沈金鳌在《杂病源流犀烛》卷十八中则明确描述了早泄的症状并给出了治疗方药。例如，“阳虚精脱，未交先泄，或乍交即泄，滑流不禁欤，宜芡实丸、锁阳丹”。沈氏在同书中还收藏有治疗“阳举易泄”的单验方。此后，有关早泄的论治日见增多，迨至晚清迄今，则成泛滥之势。

二、知识问答

（一）早泄概述

· 什么是早泄？·

早泄是指因心理性或器质性病因导致的射精总是或几乎总是发生于插入前或插入后1分钟内的状态。一般30%男性均有此情况，问题虽小，却使性生活质量不高，也可能引起阳痿等其他性功能障碍，后果严重，应引起重视和及早治疗。一般认为，早泄是指男子在阴茎勃起之后，未进入阴道之前，或正当纳入，以及刚刚进入而尚未抽动时便已射精，阴茎也自然随之疲软并进入不应期的现象。临床上对阴茎勃起未进入阴道即射精，诊断为早泄。而能进入阴道进行性交者，如果没有动几下就很快射精，也定义为早泄。

从病史上可以将早泄简单地分为原发性早泄和继发性早泄两种，原发性早泄是指患者从有性经验开始一直存在早泄的问题，而继发性早泄则是指患者之前曾有过成功的性经验。一般说来，继发性早泄较容易找到原因并加以治疗，并且有较佳的预后。

· 早泄有哪些分类？·

1. 原发性早泄　少见，难以诊断，特点是第一次性交出现；对性伴侣没有选择性；每次性交都发生过早射精。

2. 继发性早泄　后天获得的早泄，有明确的生理或心理病因。特点是过早射精发生在一个明确的时间；发生过早射精前射精时间正常；可能是逐渐出现或者突然出现：可能继发于泌尿外科疾病、甲状腺疾病或心理疾病等。

3. 境遇性早泄　国内也有学者将此类早泄称为“自然变异性早泄”。此类患者的射精时间有长有短，过早射精时而出现。这种早泄不一定都是病理过程。具体特点是过早射精不是持续发生，发生时间没有规律：在将要射精时，控制射精的能力降低，但有时正常，这点不是诊断的必要条件。

4. 早泄样射精功能障碍　此类患者射精潜伏时间往往在正常范围，患者主观上认为自己早泄，此类早泄不能算是真正的病理过程，通常隐藏着心理障碍或者与性伴侣的关系问题。此类早泄的特点：主观认为持续或非持续射精过快；患者自己想象中的过早射精或者不能控制射精焦虑；实际插入阴道射精潜伏时间正常甚至很长；在将要射精时，控制射精的能力变低；用其他精神障碍不能解释患者的焦虑。

· 早泄有哪些原因？ ·

早泄的原因多种多样，但可以归纳成两类。

1. 精神因素（心因性）　在早泄患者中80%以上是由精神因素引起的，心因性者占早泄患者的85%。例如，久别重逢，新婚蜜月，过度兴奋或紧张，过分疲劳，心情郁闷，饮酒之后，房事不节，夫妻关系不融洽，丈夫对妻子存在潜在敌意、怨恨和恼怒，或对妻子过分的畏惧、崇拜，存在自卑心理等都是诱发早泄的因素，常见的心因性原因如下，有的人性交时提心吊胆，唯恐射精太早，引起妻子不满；有的人出于对性爱知识的误解，无端地怀疑自己的性能力低下，性交时总是自惭自卑，这种情况多见于那些认为自己的阴茎短小或自认为体质孱弱的人；夫妻感情不融洽，如对妻子的猜疑、嫉妒或者过分敬重，也会导致早泄；有的人对性生活过分看重，期望过高，或者对有过的偶尔一两次早泄过分忧虑，可能加重心理负担，形成紧张—早泄—更紧张—继续早泄的恶性循环而使早泄固定下来；新婚之夜夫妻之间第一次性生活，心情激动，神经高度兴奋，新郎可能在刚刚接触到性器官时或阴茎刚刚放入阴道就发生射精；还有夫妻久别重逢，性兴奋较快，男子射精出现早一些；婚后纵欲过度，精神过度紧张，情绪过分激动或害怕射精过快而使性交失败，身体过度疲劳，精力不足，也可使射精中枢控制能力减弱，神经衰弱时由于大脑的抑制能力减弱，也可发生早泄。

2. 有器质性疾病　例如，外生殖器先天畸形、包茎、龟头或包皮的炎症、尿道炎、阴茎炎、多发性硬化、脊髓肿瘤、脑血管意外、附睾炎、慢性前列腺炎等都可反射性地影响脊髓中枢，从而引起早泄；某种全身疾病、体质衰弱，也可以使性功能失调，出现早泄。

（二）早泄的检查与诊断

·询问病史时应注意哪些要点？·

早泄的诊断主要依据患者对病史的陈述，详细的病史询问是诊断和治疗早泄的根本，早泄的诊断是靠完整的病史得出的，任何有射精过快的患者都应该详细地询问其病史。

询问内容应包括早泄发生的频率及病程时间长短、早泄发生时性刺激的强弱、容易发生早泄的特定外在环境甚至是特定的性伴侣以及早泄对于性行为的影响等，这些都是病史询问的重点。另外，患者的一般健康状况也是需要询问的内容，了解有没有其他容易引发或造成早泄的疾病。例如，冠心病患者可能因为害怕过度性刺激会引起心肌梗死发作，而有早泄的情形，这种早泄问题往往在心肌梗死治疗后会自然痊愈，在询问病史时还要了解患者平时性生活中的一些情况，包括前戏、自慰、性伴侣之间的关系及互动，以及患者的人际关系、工作情形等，要分别加以询问评估，对于原发性早泄患者，要特别询问患者的家族史及成长史，幼年期的成长背景及曾经遭受的精神创伤往往会影响成年后的性生活，对于继发性早泄患者，则要特别注意鉴别所患的疾病是早泄还是勃起功能障碍，当然，也有不少患者既有早泄又有勃起功能障碍。

·体格检查和实验室检查在诊断早泄上有哪些帮助?·

经典病例中患者汪某行辅助检查性激素指标正常,夜间阴茎勃起测定提示勃起功能正常,阴茎敏感神经测定提示阴茎头敏感度过高。其实早泄患者在行体格检查和实验室检查时,检查结果通常都是正常的,尽管如此,简单的外生殖器检查还是很有必要的,如果患者除了早泄表现外同时还有勃起功能障碍的表现,则应按照器质性勃起功能障碍进行必要的辅助检查,如性激素检查、神经肌电图检查及阴茎血管检查等,以便找到勃起功能障碍的确切病因,有针对性地进行治疗,很多早泄和勃起功能障碍共存的患者,一旦勃起功能障碍得到有效治疗,患者维持勃起的信心和能力就会增强,早泄的问题也会随之解决。

·早泄需与哪些疾病相鉴别?·

临床上早泄与勃起功能障碍、遗精的发病特点及临床症状有相似之处,应予以鉴别。

1. 勃起功能障碍　指阴茎不能勃起,或勃起不坚而不能进行性交,早泄是指性交时阴茎能勃起但因过早射精以致影响正常性交,两者关系密切,常见相继或相兼发病,早泄进一步发展,可出现勃起功能障碍,临床上早泄是勃起功能障碍的常见病因,是由性兴奋性过度增高所致,由于性兴奋过度增高,使各中枢负担过重,逐步导致衰竭而进入抑制状态,这时即可出现勃起功能障碍,早泄主要是功能性的,勃起功能障碍除了功能性以外,还有部分属器质性病变,早泄经药物、心理治疗及性行为疗法治疗后预后较好;勃起功能障碍属功能性的预后较好,而器质性的药物及心理治疗预后较差甚至无效。

2. 遗精　遗精是在无性交状态下,频繁出现精液遗泄,而当进行性交时,可以是完全正常排精;早泄则是在有性交准备,并开始性交或性交前射精过快而不能完成正常的性交过程,临床上两者多兼见。

(三)早泄的治疗

·早泄有哪些治疗方法?·

经典病例中汪某患有早泄,经过阴茎敏感神经选择性阻断术治疗后早泄症状得到好转，早泄的治疗方法都有哪些呢？多数早泄患者为延长射精潜伏期在性交期间把思维转向其他方面如饮食、游玩等企图延缓射精潜伏期，或使用避孕套、饮酒等方法，但效果不佳，相反却常导致性欲减退、性快感障碍甚至可引起勃起功能障碍等，从而加重病情。所以早泄的治疗应根据发病原因，选择适当的治疗方法。

1. 心理治疗　需要夫妻双方协同。应告知夫妻双方早泄是比较普遍存在的问题，夫妻双方需懂得重建射精条件反射的必要性和可能性，消除患者的焦虑、不安、自罪感等异常心理，建立治愈疾病的信心，只要双方配合治疗，早泄还是可以治愈的。

2. 行为方法指导　性感集中训练的基本治疗法，其目的就是通过拥抱、抚摸、按摩等触觉刺激手段来教导患者体验和享受性的快感，克服心理障碍。还可在达到高潮前向下牵拉阴囊和睾丸，或用拇指和食指压挤龟头使性兴奋降低，勃起硬度也能减少10%～25%。长久训练后再以女上位方式进行性交，仍采用抽动—停止—再抽动形式反复训练，逐渐提高射精刺激阈，从而达到较满意的人为控制后才射精。

3. 药物治疗

(1) 口服药物治疗：目前药物治疗主要是5-羟色胺再摄取抑制剂，国内已上市的是盐酸达泊西汀(商品名为必利劲)。30 mg，性生活前3小时口服，它主要是延长射精潜伏期，有一定的不良反应和适应证，一定要在医生指导下服用。它的价格比较贵。其他类似的药物还有帕罗西汀等，均应在医生的指导下应用。

(2) 局部用药：主要为局部麻醉药，可于性交前涂在阴茎头，通过局部麻醉作用来延缓射精潜伏期。

(3) 海绵体药物注射疗法：此法治疗早泄虽然效果不佳，但是射精后阴茎勃起可以维持一定的时间，对提高配偶的性满足度也许有所帮助。

(4) 经尿道给药(MUSE)：也可用于早泄的治疗。

(5) 阴茎假体植入术：适用于阴茎异常勃起伴有早泄的患者。

(6) 阴茎背神经切断术：此方法在国外仍处于试用阶段。效果虽然在一定程度上被认定，但其安全性和有效性仍有待于研究。

（四）早泄的预后与护理

· 早泄患者日常生活中有哪些预防方法? ·

经典病例中患者汪某经过规范合理的治疗后，早泄症状好转，夫妻生活满意度得到有效提高，说明早泄并不可怕，只要经过规范合理的治疗，早泄一般都能得到有效治疗且预后较好。近几年发生早泄的年龄段逐渐年轻化，这主要和人们的生活习惯有关。精神紧张、缺乏性生活技巧、经验不足等原因可导致非器质性早泄。早泄多为非器质性的，其预防的方法有下列几种。

1. 酝酿充分　性爱前充分爱抚、亲吻，能使女方先进入兴奋状态，较易获得满足，这样也能在一定程度上弥补男性射精过快的遗憾，深层次的前戏可以带动起后面的真正动作，令后面的动作如行云流水般顺畅，即使偶尔有一点卡壳也无关大局，希望天下早泄男性的爱妻能够明白这一道理，令今后的幸福生活真正“性福”起来。

2. “轻装上阵”　50%以上的早泄患者和其心理状态有关，他们大多性格内向且考虑问题比较悲观，由此产生的焦虑情绪会引起早泄。久而久之，中枢神经系统会形成条件反射，每次性生活时即发生早泄。这些患者要在医生指导下，分析发病原因，放下心理包袱。妻子的理解、配合及耐心尤其重要，有时一个不耐烦的眼神会使他们的表现更糟，一个轻微的鄙视会让他们一泄如注。

3. 戴避孕套　这样能降低男方性兴奋时龟头的敏感性，延长性交时间。发生早泄次数较多时，最好在一段时间内停止性生活。同时要保证规律的生活节奏和充足的睡眠，还要戒烟、戒酒。

4. 改变性爱时间与做爱的方式　大多数人习惯在晚上临睡前过性生活，但对早泄患者而言，应适当改变性爱时间。例如，在每天早晨睡醒后或午休后，身体已经从疲劳状态中恢复过来，精力旺盛，更易于男性控制自己。同时，这类男性还应改变性交体位，如采取女上位或侧位，降低男性的性兴奋度，有助于延缓射精发生。这个方法对于绝大多数人都适用。

（五）早泄的中医知识

·中医治疗早泄有哪些经验？·

中医认为，阴茎通于精囊，是肾的门户，属足厥阴肝经，男子射精的生理功能是在肝的疏泄和肾的封藏的相互制约相互协调下完成的。性交时，足厥阴肝经通过阴茎的感官刺激，使肝气的疏泄功能不断增强，直至突破肾气封藏的制约而发生射精。如果把木桶比作肾脏，把桶里的水比作精液，木桶能装满水而不外流，说明木板紧凑牢固，而一旦我们抽调其中的一只木板，里面的水立刻外流。同样的道理，当肾脏健康，肾阳充足时，精关牢固，肾藏有力。而当肾脏虚损，肾脏的封藏功能失调时，肾中阳气不足以固摄精液，精关不固，自然发生早泄。

《沈氏尊生书》将早泄描述为“未交即泄，或乍交即泄”，其基本病机为因虚而精窍失约，或因实精窍失控，终致房事时精关不固，引起精窍开启过早。肾气不固，心脾两虚，封藏失职，精关失控，开合不灵；或阴虚火旺，湿热下注，热扰精室，精窍失控，均可致精关不固而引起早泄。本病的治疗原则当以固摄精关为要，辨证施治。

早泄中医证属肝经湿热证，该证主要为情志不调，肝郁化火，或外感湿热或内生湿热，以致湿热之邪循肝经下扰而成，由于肝火偏旺，故性欲亢进，交则早泄；肝火上扰故头晕目眩、口苦心烦；肝经湿热循径下注，故小便黄赤，阴囊湿痒；舌脉均为肝经湿热之象。中医对早泄的认识历史悠久，治疗有自身特色。中医重视早泄的病因分析，立足于内在脏腑阐述早泄的病理机制，重点把握早泄病症的证候性质。治疗重病因，主张治养结合；强调审因论治，毋专事固涩；明辨脏腑，协调脏腑生理功能；把握虚实主次，免犯虚虚实实之戒。

1. 重视病因，治养结合　引起早泄的病因虽然较多，但分析这些病因，其实许多都是由后天养生不当所致，如外感、过劳（房劳、神劳、形劳）、饮食不节、情志失调、病伤药伤等。中医历来注重治未病，主张三分病七分养，不服药为中医，对早泄也不例外。中医诊治早泄之所以重视早泄的病因分析，除为“辨证”需要外，更有能有的放矢地指导患者如何养生，以避免产生引起早泄的不良因素，促使其早日康复。

2. 审因论治,勿专固涩　早泄患者虽以射精过快为主诉,但引起的病因病机可能各不相同。故有学者认为早泄的“处方用药无奇特之处,没有一招鲜”。中医强调方证合拍,只要方证相符,毋需见泄治泄,治疗就会起效果,不治泄而泄自止。例如,龙胆泻肝汤,本是治疗肝经湿热下注的名方,并无一味固涩药,但只要是湿热下注证早泄,就有肯定疗效;归脾汤是治疗心脾两虚的名方,只要早泄是由于思虑过度,证属心脾两虚者,就有良效。

慎用固涩药,勿见泄治泄,是中医治早泄之经验总结。固涩药不是不能用,但应审因论固,不能脱离审因而乱用、滥用。明代医家张景岳在其所著《景岳全书·新方八阵》中曾一针见血地指出:“固方之剂,固其泄也,然虚者可固,实者不可固,不当固而固,则闭门延寇,遗患无穷。”

3. 明辨脏腑,综合调治　综观古今医家对早泄的认识,大都认为单一脏腑发生的病症比较少,相互夹杂为病的情况比较多。例如,心肾失交,精关失固;君相火炽,扰动精关;肝郁心虚,约束无权;心脾两虚,气不摄精;等等。所以,明辨病变脏腑,实施综合调治,尤其是协调肾、肝、心三脏的生理功能,被认为是治疗、治愈早泄的根本病理基要。

4. 把握虚实,兼顾调治　“早泄”一病,证候有虚有实。虚者多见肾气不固、肾阴亏虚、心脾气虚、心肾阴虚、中气下陷;实者多见湿热、气滞、相火、瘀血。但就多数医家的临床所见,单纯虚证引起的早泄少见,往往实证或者虚实夹杂病症引起的早泄多见,故治疗时不仅应注意分清证候之虚实,还要把握好虚实之主次,做到兼顾调治,这样不但可以提高疗效,而且可免犯“虚虚实实”之戒。如属虚实夹杂之早泄,应注意首先去邪,或者去邪与补益固精同时进行,方可避免误治。

·中医治疗早泄有哪些验方?·

1. 内治法

(1) 肾阳不足证

功效:补气助阳。

组成:人参15 g,茶叶5 g。

用法用量：每天1剂，水煎，分2次服。

（2）心肾两亏证

功效：补益心脾，宁心摄肾。主治早泄，伴神疲体倦，心烦失眠，心悸盗汗，纳少，面不荣，苔少质微红，脉浮虚尺弱。

组成：黄芪、党参、龙眼肉、酸枣仁各20 g，白术、当归各10 g，茯神、龙骨、牡蛎各15 g，木香、远志、甘草各6 g，桑螵蛸12 g，黄连1.5 g，肉桂3 g。

用法用量：每天1剂，水煎，早晚分服。

忌：服药期间需要节欲，远房事。

2. 外治法

（1）可用丁香、细辛各20 g浸泡于100 mL 95%乙醇中15天，过滤取汁，性交前涂擦龟头1.5～3分钟，10次为1个疗程。

（2）可用五倍子、细辛各10 g和石榴皮15 g水煎，性交前温洗前阴并揉擦阴茎、龟头。

（3）五蛇汤外洗：取五倍子500 g、蛇床子250 g。先将五倍子研末，两味药混匀。每天取50 g，加水约200 mL煮沸5～7分钟，待药温适宜时，以纱布蘸湿浸洗龟头部位。每天1剂，洗1～2次，每次10～15分钟。15天为1个疗程，治疗期间暂停房事。此方可降低龟头敏感度，同时应注重心理疏导，争取女方配合。

· 早泄有哪些饮食疗法？ ·

1. 熘炒黄花猪腰　猪腰500 g，黄花菜50 g，姜、葱、蒜佐料少许。猪腰切开，剔去筋膜臊腺，洗净，切成腰花块；黄花菜水泡发并切段。炒锅中置素油烧热，先放葱、姜、蒜煸炒，再爆炒猪腰，至变色熟透时，加黄花菜、食盐、糖煸炒，再入芡粉和汤汁，明透起锅。

2. 青虾炒韭菜　青虾250 g，韭菜100 g。青虾洗净，韭菜洗净切段。先以素油炒青虾，放黄酒、酱油、姜丝等调料，再加韭菜煸炒，嫩熟即可。

3. 桂圆醴　桂圆肉200 g放在细口瓶内，倒入60度白酒400 mL，封闭瓶口,半个月后可饮用。每天2次,每次10～20 mL。

4. 菊花醪　甘菊花10 g剪碎,与糯米酒酿适量放在小锅内拌匀,煮沸,顿食,每天2次,治相火妄动所致早泄。

5. 腐皮白果粥　白果12 g,腐皮45～80 g,米适量。白果去壳与腐皮,白米置砂锅中加水适量,煮调作为早点食用。每天1次。

第三章　男性不育症

第一节　经典病例

·概述·

患者，刘某，28岁。结婚后1年未育。婚后性生活规律，未采取避孕措施，发现射精后无精液排出，随后排尿中发现乳白色液体排出。无尿频、尿急、尿痛，无排尿困难，无夜尿增多，无肉眼血尿，无腰痛腰酸症状，无恶心、呕吐等消化道反应，无畏寒、发热等全身不适症状，来我院男科门诊就诊，门诊精液常规提示无精子，诊断为逆行射精，收治入院治疗。

·检查·

1. 体格检查　一般情况可，未见明显异常。双侧睾丸大小、质地正常，无压痛。

2. 实验室检查及其他辅助检查

（1）血常规、血糖、肝功能、肾功能：正常。

（2）性激素：正常。

（3）尿道镜检查：提示精阜前肉芽组织突起。

·诊断·

1. 初步诊断　逆行射精。

2. 确定诊断　逆行射精。

·治疗·

1. 治疗方法　手术治疗。

2. 治疗经过　入院后完善各项常规检查及必要检查，明确诊断，完善术前准备，在腰麻下行尿道内肿物切除，手术顺利，术后安返，术后积极抗感染、止血，留置导尿，1周后拔出留置导尿后出院。

·结果·

1个月后复查尿道镜：尿道内精阜前平整，未见异常突起。性生活射精后精液从尿道口排出。

·预后·

1. 预后预期　好。

2. 随访意见　定期随访，一般术后1个月、3个月、半年、1年。

3. 随访结果　精液分析：精子计数8.66×10^6/mL，活率85.5%，活力A级45.5%，B级15.5%，畸形率1.3%，抗精子抗体（-）。

·家庭护理指导·

1. 心理治疗　消除心理障碍，解除思想包袱。

2. 行为方法指导　生活起居规律，保持充足睡眠，戒烟戒酒。

3. 饮食保健　可应用山药枸杞粥食疗方。

第二节　病例剖析

一、男性不育症的历史

相传明朝嘉靖皇帝朱厚熜聪明过人，但早年却一直被一个很大的问题困扰着，就是皇权继承人没有着落(即没有子嗣)。他14岁登基，到24岁时仍没有皇子出生，这在封建皇族看来可是件关系到江山社稷的大事。于是嘉靖皇帝颁下圣旨，重金寻求得子良方。后来，他服用方士邵元节献上的秘方，取得了非常好的疗效，皇子一个接一个地诞生。嘉靖皇帝龙颜大悦，此方也随之流传天下，成为养生进补的名方。御医院根据这则名方制成了著名的七宝美髯丹。七宝美髯丹的配方及邵元节献此方为嘉靖皇帝治病的故事均被李时珍收录于《本草纲目》中。

二、知识问答

(一) 男性不育症概述

·什么是男性不育症？·

按照世界卫生组织（World Health Organization，WHO）定义，夫

妻未采用任何避孕措施同居生活1年以上，由于男方因素造成女方不孕者，称为男性不育症。影响男性生殖的环节很多，主要的有男子生殖系统的神经内分泌调节，睾丸的精子发生，精子在附睾中成熟，精子排出过程中与精囊、前列腺分泌的精浆混合而成精液，精子从男子生殖道排出体外并输入到女性生殖道内、精子在女性输卵管内与精子受精等环节，在这些环节中受到疾病或者某种因素的干扰和影响，都可发生生育障碍。所以，男性不育症不是一种独立疾病，而是某一种或多种疾病或因素造成的结果。

· 男性不育症有哪些病因？·

经典病例中的患者刘某，婚后性生活规律，未采取避孕措施，结婚后1年未育，被诊断为男性不育症，后查明病因是逆行射精，那男性不育症的病因有哪些呢？

要想知道男性不育症的病因，必须先了解受孕的具体过程。男性泌尿生殖道是输送精子和精液进入女性生殖器官的通道，靠此通道才能完成精卵结合。而男性性腺-内分泌系统由下丘脑、垂体前叶、睾丸组成。男性性腺-内分泌系统通过下丘脑、垂体前叶的控制，促使睾丸间质细胞增加雄激素的分泌，促进生殖细胞的成熟。如果男性泌尿生殖道及性腺-内分泌系统中任何一个环节出现障碍，均可影响受孕。

常见的男性泌尿生殖道病变及男性性腺-内分泌系统失常的病因主要有：① 外生殖器畸形，最严重的是双侧睾丸完全不发育，精子是从睾丸发生的，如果睾丸不发育，就不会有精子，也就不能生育；② 生殖细胞成熟缺陷，造成生殖细胞成熟缺陷的因素较多，如饮食、生活习惯、环境、药物影响、温度、精神状态等，有些遗传疾病会导致患者完全没有精子，也就是无精子症；③ 内分泌功能障碍，如甲状腺功能异常，也有些男性雄激素迟发型性腺功能减退，这类男性的睾丸往往偏小，也会影响生育；④ 精索静脉曲张；⑤ 输精管道阻塞。

· 男性不育症有哪些危险因素？·

1. 吸烟　是造成男性不育症的重要原因之一，吸烟不仅可能对男性精液量、精子密度、精子活力和精子核完整性产生有害影响，还能显著升高精液中的活性氧（ROS）水平，产生氧化应激，从而引起精子细胞膜的改变和精子DNA损伤。即使是二手烟，也已确认对精液质量有负影响。另外，吸烟也是优生的敌人。孕妇吸烟或被动吸烟者，低体重儿发生率高，吸烟孕妇低体重儿出生率是非吸烟孕妇的2倍。最后，吸烟是导致男性阳痿的重要杀手，这也是导致不育症的一个重要因素。

2. 饮酒　乙醇对生殖系统的影响大，主要有以下几方面：长期饮酒会造成男性生育力低下；过度饮酒可诱发前列腺炎甚至继发性功能障碍，并可造成不育。酗酒可损害生殖内分泌功能，加快睾酮代谢，造成雌激素相对增多，由于有活性的雄激素减少、睾丸萎缩，可出现阳痿。过量饮酒对性功能及男性生育的损害可基于以下原因：一是乙醇直接抑制睾丸产生睾酮，从而使男性雄激素（血清睾酮）水平下降，并使睾丸结构和功能受到损害。二是血液中的乙醇增加了蛋白质与血液循环中血清睾酮的结合，使具有生物活性的血清游离睾酮数量减少。三是在乙醇的刺激下，肝脏会加快对血清睾酮的分解，而酒精性肝硬化时肝脏对雌激素的灭活能力下降，从而使体内雌激素水平相对或绝对上升，于是男性出现胡须减少、睾丸缩小、性欲下降甚至勃起功能障碍等现象。

3. 睡眠不足　人的生物钟支配着人的内分泌，有研究表明夜间内分泌更为旺盛。生精也是如此，生精主要在夜间进行，如果夜间得不到正常休息，就使生物钟紊乱，内分泌紊乱，生精功能也会紊乱。长期如此，就会导致精子的生成障碍，出现精子活率低、活力差甚至精子密度降低。另外，夜间是人体器官、组织、细胞自我修复的最佳时间，正常睡眠可以使修复正常进行，熬夜则会导致人体自我修复紊乱，可能引起精子畸形率提高等严重问题。由于偶尔熬夜，精子质量差等问题还可能得到修复，如果长期熬夜，昼伏夜出，就可能导致不可逆性的生育功能障碍。

4. 电磁辐射　虽然医学上目前对电磁波是否确实会造成病理性损害尚有争议，但由于人体生命活动包含一系列的生物电活动，这些生物电对环境的电磁波非常敏感，因此，电磁辐射可以对人体造成影响和损害。长期严重的电磁辐射威胁着人体的生殖系统和免疫系统。男性生殖细胞和精子对电磁辐射更为敏感，因此电磁波对男性的影响主要表现为男子精子质量降低。

5. 洗桑拿、泡温泉等　冬天到了，大家很喜欢去泡泡温泉、洗洗桑拿，其可以放松筋骨，缓解疲劳，但殊不知这对准备生育的男性却是一大禁忌。睾丸生成精子的温度要比体温还要低1～2℃。而泡温泉、洗桑拿，水温肯定是要比体温高一些身体才会感到舒服。所以使你的身体感到舒适的温泉或桑拿恰恰会非常不利于精子的生成，甚至起到杀精的作用。另外，穿紧身裤也有类似的效应。

（二）男性不育症的检查与诊断

·男性不育症患者需要做哪些常规检查和特殊检查?·

经典病例中患者刘某通过尿道镜检查发现精阜前肉芽组织突起，考虑逆行射精。那男性不育患者需要做哪些常规检查和特殊检查?

1. 常规检查

(1) 一般检查：可能有体毛稀疏、过度肥胖、女性体态、乳房发育，或可见库欣综合征，或可见克兰费尔特综合征(先天性睾丸发育不全)。

(2) 男科检查：睾丸过大、过小，或有红肿、鞘膜积液，或缺如；输精管触痛、结节、缺如，精索静脉曲张；阴茎过大、过小、包茎、红肿、破溃、溢脓、结节、畸形、难以自然勃起；附睾头饱满肿大。直肠指检：可能有前列腺肿大、触痛、硬节，前列腺液检查外观异常。

2. 特殊检查

(1) 实验室检查(性交后试验)：要求女性在月经周期的第14～16天时，男方应在禁欲3～7天以后进行此试验。性交最好在医院特定的实验室完成，也可在家中，性交后需平卧或侧卧半小时至1小时。于性交后1小时、6小时分别抽取标本送镜检及伊红染色涂片检查。采集标本应严格无菌操作，分别抽取阴道内、子宫颈外口、子宫颈管、子宫颈内口及子宫腔5个部位的标本。该试验的意义：① 可判定性交是否成功；② 精液量、色是否正常；③ 精子穿透子宫颈黏液的能力；④ 女方生殖道(主要指阴道及子宫颈)有无阻塞因素及影响精子活动力的因素。

(2) 影像学检查(B型超声探查)：主要可探查前列腺的形态改变，对炎症所致的前列腺病变及肿瘤有一定的价值。

(3) 组织学检验(睾丸活体检查)：一般对无精子症或者精子数低于2 500万/mL者即应考虑做此检查，以便鉴别，是泌尿、生殖道阻塞还是睾丸发育异常所致。

· 男性不育症的诊断标准是什么？·

(1) 结婚1年以上，夫妇同居，性功能、性生活正常而未能生育者。

(2) 女方妇科检查无不孕因素。

(3) 精液检查是鉴定男性不育症的重要方法之一：① 精子密度低于6.0×10^6/mL，或每次排精的精子总数在2.0×10^7以下者；② 精子离体后1小时精子活率低于50%者(即死亡率高于50%)；③ 离体精液在35～37℃水浴中保存6小时后精子活率低于10%者；④ 精子畸形率超过40%者；⑤ 精液量少于1 mL或超过8 mL，pH低于7或高于8.9，排精后1小时精液液化不全者。无生育力：有三项以上指标符合者。有生育力：仅两项以下指标符合者。

(4) 睾丸活检及输精管X造影均有助诊断。

(三) 男性不育症的治疗

· 男性不育症有哪些治疗方法？·

治疗上应设法查明原因，分别予以手术治疗、抗炎、激素、心理治疗等，另外调整相关因素的治疗亦不容忽视。男因性不孕症，属一综合性疾患。男性泌尿生殖器及性腺-内分泌系统本身的病变，或其他全身性疾患均可能导致输精管道的阻塞，性腺内分泌系统异常，性功能失常而引发本病。故治疗上应针对多种病因，选择相应的治疗方法。

1. 调整因素治疗方法　此种疗法简便易行，主要是将可能影响睾丸产生精子及性功能的因素加以调整，以适合男女双方的性生理规律。对于某些男性不育症治疗极有意义。

(1) 调整性交频次：过频的性交使精液及精子质量降低(其正常生理常数下降)，而禁欲时间过久又可能使精子退化、活力降低。故性交的频次应适度，以1～2次/周为宜。

(2) 调整性交的时机：即选择女性排卵期间。一般为两次月经的中间一段时期。

(3) 调整作息时间、保证充分休息及生活的规律性。

(4) 减少烟酒的摄入量，或将其戒除。

(5) 间断脱离高温环境及某些特殊岗位。改变某些长期坐位的工种，或注意适当站立活动。改变长期热水坐浴及着紧身衣裤的习惯，或做适当的阴囊冷敷治疗，每天3次。

(6) 控制高血压病(尤其重视降低血压)及糖尿病。

2. 精索静脉曲张的治疗　据统计，正常男子约有10%的人精索静脉有不同程度曲张，约有20%的男性不育症由此引起。这些因素所致的无精子症，大多数可以通过手术的方法得到恢复。高位精索静脉结扎术是该因素引起男性不育症的重要治疗手段。

3. 泌尿生殖道炎症的治疗　近年来，男性泌尿生殖道炎症有上升趋势尤其是某些性传播疾病的发生，成为本病的一个重要原因，其中以男性淋病及霉菌性龟头炎、尿道炎、滴虫性尿道炎较为多见。这些疾患，可导致尿道狭窄、前列腺炎、精囊炎、精子减少症，最终可使泌尿生殖道受阻，影响受孕。对男性淋病的药物治疗，首选大剂量青霉素800万U静脉滴注，15天为1个疗程；大观霉素或头孢曲松钠，每天1次，每次2 g肌内注射，5～7天为1个疗程；另外可口服诺氟沙星片，每次2片，每天3次。霉菌性泌尿生殖道炎症，可选用硝酸咪康唑软膏，适量外用并口服党霉唑片，每次2片，每天3次；滴虫感染，首选甲硝唑片，每次2片，每天3次，7天为1个疗程，并注意男女双方共同治疗，在此期间应禁止性交。

4. 激素疗法　选用不同的激素治疗男性不育症，对某些患者有一定的效果。对于精子少于4千万/mL的不育症患者，选用氯米芬，每天25 mg，连续3周，休息1周为1周期，重复6次；对于精子无力症的不育患者，选用抗抑制作用的阿米替林，每次25 mg，每天2次；为期2～3个月，可使精子数量增加，活力改善。

5. 性功能治疗　因为性功能障碍，可导致精子不能正常通入女性生殖道，或男女双方生殖器官不能正常交接。一般最常见的为阳痿、遗精及早泄。对于阳痿的治疗多宜调整其整个精神状态，去除心理因素，增强其信心，可采取夫妇共治的方法。对于遗精及早泄的治疗应当着重于使患者戒除过度手淫等习惯，性交前采用阴茎头涂抹丁卡因及戴避孕套等方法，以期减轻性交过程中过强的性兴奋，从而可使性交的时间延长，以期减轻早泄症状，恢复正常的性功能。

· 男性不育症的疗效评定标准是什么？·

1. 治愈　治疗后精液检查3次以上恢复正常，或已生育。
2. 显效　治疗后精液检查多次接近正常，但仍未孕育。
3. 有效　治疗后精液质、量有所改善。

（四）男性不育症的中医知识

· 中医怎么认识男性不育症？·

男性不育症所涉及的病因较多，其病因之间相互关联亦较复杂，但主要应着眼于肾、心、肝、脾四脏功能，而其中与肾脏关系最为密切，大多由于精少、精弱、死精、无精、精稠、阳痿及不射精等所引起。并注意详审其病情新旧，精、气、血的虚实为重点，对于经络不通导致宗筋病变及阴器的异常亦应详查。

1. 肾虚证

（1）肾阳虚衰证

主证：婚久不孕。阳事不举，或遗精早泄，精液量少、清稀，伴腰膝酸软，头晕耳鸣，健忘失眠，心悸，舌质淡，苔薄白，脉沉细无力。

分析：肾主生殖，肾气不足、精气亏乏，则婚久不孕；命门火衰故见阳事不举、遗精、早泄，精液量少、清稀；腰为肾之府，肾主骨生髓，肾虚则腰膝酸软，头晕耳鸣，心悸，健忘失眠。舌脉均为肾阳虚衰之象。

（2）肾阴不足证

主证：遗精滑泻，精液量少，精子数少，精子活动力弱或精液黏稠不化，畸形精子较多；头晕耳鸣，手足心热；舌质红，少苔，脉沉细。

分析：肾病久虚则伤阴，精血耗散，则精少精弱；元阴不足，阴虚火旺，相火偏亢，精热黏稠不化；舌脉均为肾阴不足之象。

2. 脾虚证

主证：婚久不孕，伴食少纳呆，倦怠乏力，形体消瘦，心悸少寐或见精液清稀，舌质淡红，苔薄白，脉沉缓。

分析：脾虚化源不足则后天亏乏，先天肾精得不到后天滋助，则精亏血少，故婚久不孕。脾气虚损、运化无力、难以化生充足的气血充养脏腑，故见食少纳呆，倦怠乏力、形体消瘦、心悸少寐、气血不足，则精液清稀，舌脉均为脾虚之象。

3. 肝热证

主证：婚后久难致孕，伴心烦口苦，烦躁易怒，阳强易举，遗精早泄，精液量少质稠，排尿排精疼痛；便干溲黄，舌红，苔黄，脉沉弦数。

分析：肝经蕴热，扰及心神，故见心烦口苦，烦躁易怒；相火旺盛，阳强易举；热扰精关，而遗精早泄，致使婚久不孕；肝热注于下焦，故见便结溲黄，排尿疼痛；余证均为肝热之象。

4. 肝郁气滞证

主证：性欲低下，阳痿不举，或性交时不能射精，精子稀少、活力下降；精神抑郁，两胁胀痛，嗳气反酸；舌质暗，苔薄，脉弦细。

分析：情志不舒，郁怒伤肝，肝气郁结，疏泄无权，可致宗筋痿而不举；或气郁化火，肝火亢盛，灼伤肾水，肝木失养，宗筋拘急，精窍之道被阻，亦可影响生育。

5. 湿热下注证

主证：阳事不兴或勃起不坚，精子数少或死精子较多；小腹急满，小便短赤；舌苔薄黄，脉弦滑。

分析：素食肥甘滋腻、辛辣炙煿之品，损伤脾胃，脾失健运，痰湿内生，郁久化热，阻遏命门之火，可致阳痿、死精等而造成不育。

6. 气血两虚证

主证：性欲减退，阳事不兴，或精子数少、成活率低、活动力弱；神疲倦怠，面色无华；舌质淡，苔薄白，脉沉细无力。

分析：思虑过度、劳倦伤心而致心气不足，心血亏耗；或大病、久病之后，元气大伤，气血两虚，血虚不能化生精液而精少精弱，甚或无精，可引起不育。

· 中医怎么治疗男性不育症？·

器质性病变，一般需经手术治疗；功能性病变，通过调整体内阴阳平衡，阴精充壮，气血经络疏通，方能使之恢复常态。本病的治疗方面多以调理肾、肝、脾、心四脏的功能为主。本病的治疗，主要应着重养精、通精及调整生殖功能。使其精旺、精通，男女媾精、正常交合而成孕育。对肾、肝、脾之脏着重于补，对于湿热之邪要加以清利，对瘀滞之象应行气活血逐瘀。除辨证论治外，还可根据精液检查情况"辨精用药"，如精子成活率低、活动力差者，加仙灵脾、巴戟天、菟丝子、生黄芪；死精、畸形精子多者，加土茯苓、蚤休；精液中有脓细胞者，加蒲公英、红藤、黄柏；精液不液化而呈团块状者，加泽泻、丹皮、麦冬、当归、生地黄等。

1. 专方验方

（1）胎盘粉胶囊：取健康产妇新鲜胎盘一具，剪除胎膜，凉水反复漂洗去血，干燥后研粉，装入胶囊，早、晚各服5粒，可以长期服用。对男子元气衰亏，精血不足，精子少有效。

（2）韭菜子粉胶囊：将韭菜子500 g，干燥后研粉，装入胶囊，早晚各服4粒，半月为1个疗程，隔7天后再进行第二疗程。其对肾阳不足、阳痿早泄、性欲淡漠所致的男性不育症疗效较佳。

2. 饮食疗法　例如，山药枸杞粥。山药100 g，枸杞25 g，大米250 g，先将山药研成粒，加冷水1 500 mL调匀，其再入枸杞文火煎熬至米烂汤浓即可食用。每天1次，每次1小碗即可。有补益肾气、平补阴阳的功效。注意不食棉籽油。

3. 针灸治疗　可选肾俞、关元、膀胱俞、三阴交等穴，毫针平补平泻，每次15～30分钟，每天或隔天1次。

第四章　包皮过长与包茎

第一节　经典病例

· 概述 ·

患者，张某，35岁。因包皮过长，勃起时也只能露出尿道口，而且翻起很费力，近1周来患者出现龟头红肿瘙痒，无发热，无明显尿频、尿急，无尿道口分泌物，无肉眼血尿，来院就诊。

· 检查 ·

1. 体格检查　包皮过长覆盖阴茎头，包皮能够上翻至完全显露龟头，龟头部红肿，尿道口无明显分泌物。

2. 实验室检查及其他辅助检查　血常规、尿常规、血生化均正常，泌尿系B超未见明显异常。

· 诊断 ·

1. 初步诊断　包皮过长。

2. 确定诊断　包皮过长，龟头炎。

· 治疗 ·

1. 治疗方法　手术治疗。

2. 治疗经过　给予包皮环切术。

· 结果 ·

术后患者龟头显露，无红肿瘙痒，预后满意。

· **预后**

1. 预后预期　好。

2. 随访意见　1周后来院复查伤口情况，1个月后来院复查包皮外观情况。

3. 随访结果　好。

· **家庭护理指导** ·

包皮环切术后1周内应注意营养，多吃肉、鱼、蛋等帮助切口生长。禁止或应减少辛辣刺激类食物的摄取。平时要注意清心寡欲，不要太冲动，因为阴茎勃起会使伤口撕裂，导致愈合变慢。

第二节　病例剖析

一、包皮过长与包茎

包皮过长与包茎见图4-1。

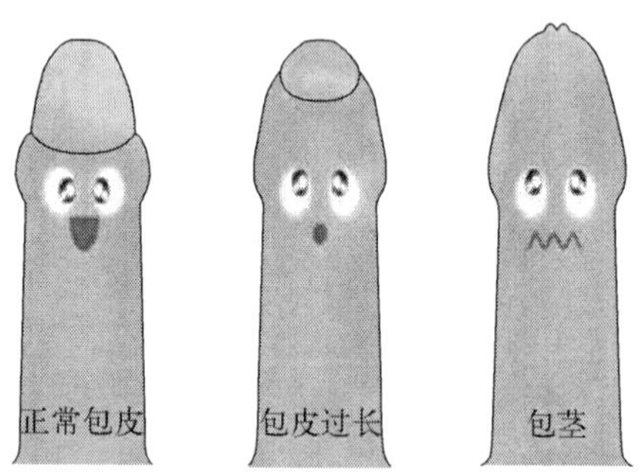

图4-1　正常包皮、包皮过长、包茎示意图

二、知识问答

（一）包皮过长与包茎概述

· 包皮过长与包茎是一回事吗？·

有些人认为包皮过长与包茎是一回事，这是不对的。包皮过长是指包皮遮盖全部龟头，而包皮口并不小；包茎则是包皮口过小使包皮不能上翻显露龟头。包皮过长、包茎都是男性生殖器的先天性发

育异常。

婴幼儿包皮比阴茎相对长，包皮和龟头部有上皮粘连，包皮不能上翻，亦不能显露龟头，并非异常，随年龄的增长，阴茎与包皮逐渐发育，一般3岁左右上皮粘连逐渐吸收，即可上翻。童年时包皮上翻，但常将尿道口盖没。其包皮长属正常现象。只有到了青春期后龟头仍不能显露，包皮不能上翻才称为包皮过长或包茎。

·包皮过长与包茎会带来哪些危害？·

1. 造成包皮炎症　包皮自身分泌物有杀菌成分，但是，由于包皮腔环境温润，细菌更易在此繁殖。假如细菌的生长超过了包皮的自净功能，那么，就可能会发生包皮的炎症。包皮内板有很多分泌腺，分泌物可起到润滑作用，分泌物不能正常被清洗清除而蓄积，也会有利于细菌的繁殖，造成包皮炎症。

2. 影响阴茎发育　造成性生活不和谐，影响阴茎的生长发育，青春期由于阴茎头被包皮牢牢包住，得不到外界的应有刺激，阴茎头的发育受到很大束缚，致使性器官发育成熟后阴茎头冠部的周径明显小，影响性快感。成年人会由于包皮过长或包茎，影响正常性生活。特别是包皮口径过小的男人，包皮上翻不能复原，包皮牢牢卡在冠状沟处，成嵌顿包茎，痛苦不堪。严重时，龟头会因血流不畅而发生水肿甚至可发生龟头坏死。

3. 导致阴茎发炎　包皮内有丰富的皮脂腺，能分泌大量的皮脂。包皮过长与包茎时，包皮内皮脂腺分泌物不能排出，皮脂和尿中的沉淀物合成乳酪状奇臭的包皮垢。包皮垢适宜细菌生长，故可引起阴茎头及包皮发炎。病菌通过尿道还可以造成尿路感染。发生在尿道口的炎症，愈合后可引起尿道口狭小，造成排尿困难。

4. 引发癌变　包皮过长与包茎，有诱发阴茎癌的可能。包皮垢是一种致癌物质，85%～95%的阴茎癌患者，都有包茎或包皮过长。

5. 早泄　包皮过长的现象很容易导致早泄，包皮过长会导致龟头十分敏感，性生活时就会很容易射精，长时间下去，会导致早泄，影响男性的性生活，给男性造成很大的心理压力。

·包皮过长与包茎有哪些原因?·

1. 细菌感染　阴茎受到细菌的侵扰会导致包皮收缩紧张,造成包皮过长。

2. 阴茎包皮炎症　后天阴茎包皮炎症性粘连或包皮炎。包皮炎是一种发病率最高的龟头包皮疾病。患者几乎都有包茎或包皮过长。在龟头和过长的包皮之间,脱落的上皮细胞、腺体分泌和包皮垢杆菌可形成一个温热、潮湿的细菌培养基,一旦细菌进入即可引起炎症。

3. 阴茎头包皮粘连　先天性的阴茎头包皮粘连。

4. 阴茎包皮外伤　阴茎包皮外伤血肿机化性粘连或烧伤瘢痕等,导致包皮不能上翻,阴茎头不能显露。

5. 包皮口狭窄　包皮缺乏伸缩力,其包皮口狭窄,则出现包皮过长的现象。

6. 阴茎缺乏向上生殖的能量　男性的阴茎缺乏向上生殖的能量,结果导致包皮过长。

(二)包皮过长与包茎的检查与诊断

·包皮过长与包茎的检查与诊断是什么?·

经典病例中张某辅助检查无明显异常,主要依靠体格检查诊断包皮过长。其实包皮过长与包茎的诊断主要以体格检查为主,查体时见包皮遮盖全部龟头及尿道口,尚能露出尿道口和龟头者,为包皮过长,包皮口狭窄或包皮与龟头粘连,使遮盖阴茎的包皮不能上翻露出尿道口和龟头者,为包茎。

同时查体时需检查阴茎海绵体的发育情况,尿道口的位置,阴囊及睾丸、附睾的大小、质地、有无触痛等,需与隐匿阴茎、尿道下裂、尿道上裂、隐睾等疾病相鉴别,必要时可进一步行B超等检查。

(三)包皮过长与包茎的治疗

·包皮过长与包茎有哪些治疗方法?·

经典病例中张某诊断为包皮过长,行包皮环切术,每位包皮过长或包茎患者均需手术治疗吗？手术治疗的适应证和禁忌证有哪些？

（1）在婴幼儿阶段，应在家长和医生指导下做功能练习，用手试行翻转包皮，以促进包皮与龟头的分离，有助于阴茎的发育。在洗澡或坐浴时，将包皮翻转，把包内板处的分泌物、污垢清洗干净，预防感染。

（2）至今，医学尚未对包皮环切术的最佳年龄段达成一致意见。儿童及成人的手术适应证及禁忌证是相对的，需根据临床具体情况酌情处理。

适应证：① 婴幼儿的包茎是否手术存在争议，因3岁之前的包茎多为生理性包茎，学龄前期及其以后的包茎多为真性包茎，尤其是反复发生包皮炎、龟头炎者建议手术。② 单纯的包皮过长可不手术，但包皮过长合并如下情况者则建议手术：虽能翻转，但可见较明显狭窄环，易造成包皮嵌顿者；反复发作的包皮炎、龟头炎，导致包皮内板与龟头不同程度粘连者或继发包茎；包皮慢性炎性增厚，阴茎勃起致包皮皲裂，影响性交或有包皮嵌顿倾向者；因美容、宗教信仰等原因要求手术者；包皮过长合并包皮良性肿瘤或新生物如尖锐湿疣等病变，可同期切除者。

禁忌证：① 凝血功能障碍；② 局部急性感染；③ 阴茎先天性异常，如尿道下裂、隐匿阴茎等。隐匿阴茎的患者，很大一部分并不是包皮过长，而是由于阴茎隐匿在皮下组织中，看上去包皮过长，若实行了包皮环切手术，会出现包皮过短的情况。尿道下裂是一种先天性的发育异常，单纯通过包皮环切是解决不了问题的。

· 包皮手术有哪些方式？·

从包皮手术的方式来说，目前包皮手术在外科领域中，无外乎分为以下手术方式。

1. 传统包皮手术　采用局麻备皮后，用手术刀、手术剪切除过长的包皮，其特点是手术时间长，出血量大，术后疼痛明显，恢复慢。

2. 激光包皮手术　激光包皮手术中又包含了韩式包皮手术、美式套筒冠式包皮手术，这种包皮手术方式是在传统包皮手术上的进一步改良，其特点是包皮手术中时间有所缩短，出血量亦有所减少，术后有一定的疼痛感，恢复慢，但是由于激光属于高热光源，常导致激光手术切口形成瘢痕挛缩，易造成包皮系带保留过短，勃起功能受限等后遗症。

3. 弗林斯包皮手术　是由国际男科的生殖微创外科手术专家，结合多年来传统包皮手术、韩式包皮手术、美式套筒冠式手术的不同手术疗效论证，在采用的光离子技术下，创新的完美包皮手术方式。其采用的光离子比激光光源热源小，凝血机制快，不刺激正常包皮组织，因此手术中出血极微少，手术后无疼痛，恢复快。更重要的是弗林斯包皮手术前精确测量需切除的包皮长度，从根本上避免了传统手术、激光包皮手术的手术后切口挛缩形成瘢痕、系带过短影响功能的弊端。

4. 包皮环套术　运用特殊的包皮环切器，由经验丰富的外科医生熟练地固定在包皮龟头上，并外涂特效药水，几天时间即可将多余的包皮无痛自然除去。

5. 包皮高频离子环切术　采用高科技高频离子（激光）直接作用于包皮，对过长包皮组织进行切割、碳化、理疗等一系列治疗及修复过程。

· 包皮环切后有哪些注意事项？ ·

包皮环切后，阴茎头可能会有刺痛或过度敏感，术后1天内伤口可能会有少许黄色分泌物。术后第3天应去医院更换敷料，检查伤口情况，包扎伤口时先用涂有红霉素软膏的凡士林纱布缠绕覆盖伤口，以防止敷料粘贴在伤口上。环切后一般7～10天伤口愈合。如有下列情况，需要到医院处理：① 环切后6～8小时以上仍无法排尿。② 持续性出血。③ 有以下感染征象者：肿胀、分泌物恶臭、术后3～5天阴茎头仍红肿且进行性加重者。

·包皮过长与包茎有哪些中医治疗方法?·

(1) 有红肿疼痛等染毒症状时，用明矾液浸洗或用三黄洗剂浸洗阴茎。

(2) 阴茎头及包皮红肿热痛，痒痛，包皮不能上翻，用力上翻则痛甚，舌淡红苔黄腻，脉稍数者，为湿热下注证。宜清热利湿。用龙胆泻肝汤加金银花、黄柏、紫花地丁等。

第五章　前列腺增生

第一节　经典病例

·概述·

患者，张某，70岁，退休职工。于5年前开始出现排尿不畅症状，并伴有尿频、尿急，夜尿2～3次，无尿痛或肉眼血尿，至医院就诊考虑“前列腺增生”，给予非那雄胺、多沙唑嗪口服治疗，上述症状有所改善。近半年来，患者排尿不畅症状加重，药物改善不明显，夜尿3～5次，曾2次出现排尿困难，至医院就诊考虑“尿潴留”，给予留置导尿管，目前导尿管已拔除，患者仍有排尿不畅及尿频、尿急症状。

·检查·

1. 体格检查　一般情况可，心肺腹检查无异常。双肾区无叩击痛，耻骨上膀胱区无隆起、无压痛。直肠指检：前列腺III°大，质地韧，表面光滑、无压痛，中间沟平，肛门括约肌无明显松弛。

2. 实验室检查及其他辅助检查

（1）血常规、尿常规、肝肾功能、血糖、血电解质均正常。总PSA，即tPSA（2.5 ng/mL），游离PSA，即fPSA（0.2 ng/mL）。

（2）B超：双肾、输尿管无扩张，膀胱内残余尿50 mL。经直肠前列腺B超：前列腺左右径为65 mm，前后径为67 mm，上下径为72 mm。突出15 mm。形态呈球形，左右对称，内部回声欠均匀。

（3）尿流动力学：膀胱顺应性尚可，最大逼尿肌压85 cmH_2O*，压力-流率（P-Q）图提示梗阻，膀胱容量/膀胱压力（A/G）= 75。

· 诊断 ·

1. 初步诊断

（1）西医诊断：前列腺增生。

（2）中医诊断：精癃病，湿热下注证。

2. 确定诊断

（1）西医诊断：前列腺增生。

（2）中医诊断：精癃病，湿热下注证。

· 治疗 ·

1. 治疗方法　药物治疗，手术治疗。

2. 治疗经过　患者入院后完善相关检查，给予5α还原酶抑制剂及α_1受体阻滞剂口服治疗，排除手术禁忌，完善术前准备后，给予行经尿道前列腺汽化电切术。

· 结果 ·

术后患者小便自解，尿线可，尿色清；术后1个月、3个月复查，患者排尿不畅症状明显缓解，效果满意。

· 预后 ·

1. 预后预期　术后患者小便自解，尿线可，尿色清，复查B超残余尿阴性。预期恢复良好，效果满意。

2. 随访意见　术后1个月进行第一次随访，主要是了解患者术后总体恢复情况，术后早期可能出现的相关症状。术后3个月进行随访，基本可以评价治疗效果，此后随访视患者情况而定。定期随访B超、尿流率、血PSA、直肠指检等情况。

3. 随访结果　患者术后1个月、3个月随访，术后恢复好，小便自解，尿线可，效果满意。

· 家庭护理指导 ·

锻炼身体，增强抵抗力，保持心情舒畅，切忌忧思恼怒；消除如憋尿、

---

* 1 cm H_2O = 0.098 kPa

压迫会阴部、外阴不洁、过食肥甘辛辣、过量饮酒、贪凉、纵欲过劳等外邪入侵和湿热内生的有关因素；积极治疗尿路感染等疾病，对防治前列腺增生均有重要意义。

第二节　病例剖析

一、导尿的历史

孙思邈是我国古代著名的大医学家，他不仅医术高超，还有一颗菩萨心肠，时刻为患者着想。一次，有一位患者因为尿不出尿来非常痛苦。患者找到孙思邈，哀求道："大夫，您快救救我吧。我的肚子胀得实在难受，膀胱都要胀破了。"孙思邈仔细打量一番这个患者，见他的腹部好像一面鼓一样，高高隆起。患者弯着腰，双手捂着肚子，痛苦地呻吟着。孙思邈很同情这个患者，努力寻找解决的办法。他分析道："尿流不出来，大概是排尿口不通畅了。从目前的状况分析，膀胱里应该存了不少尿，仅仅靠吃药恐怕来不及了。必须想个立竿见影的办法才好。"突然，他灵机一动，想："如果我想办法从尿道插进一根管子，尿也许就能排出来了。"想到这里，孙思邈决定试一试。可是，他又转念一想："这尿道这么窄，要到哪里去找这种又细又软、能插进尿道的管子呢？"正当他为难之时，无意间看见邻居家的孩子拿着一根葱管吹着玩。孙思邈眼前一亮，自言自语道："有了！葱管细软而中空，这不正符合要求吗？我不妨用它来试试吧。"于是，他找来一根细葱管，切下尖头，小心翼翼地插入患者的尿道。他又学着小孩的样子，鼓足两腮，用力一吹。果然，患者的尿液从葱管里缓缓流出来了。等到尿液流得差不多了，孙思邈便将葱管拔出来。患者立即感觉舒服多了，直起身来，连连道谢。唐代孙思邈用葱管插入患者尿道，从葱管另一端吹气导尿，治愈了急性尿潴留患者，是世界上应用导尿术的第一人。较法国医生拿力敦在1860年发明橡皮管导尿要早1 200多年。

二、前列腺的解剖学相关知识

只有男性才有前列腺，女性是没有前列腺的，前列腺是一块男性特有的"神秘土地"，它既属于男性的泌尿系统，也属于男性生殖系统。男性的泌尿系统包括肾脏、输尿管、膀胱、前列腺、尿道。肾脏每天产生1.5～2 L尿

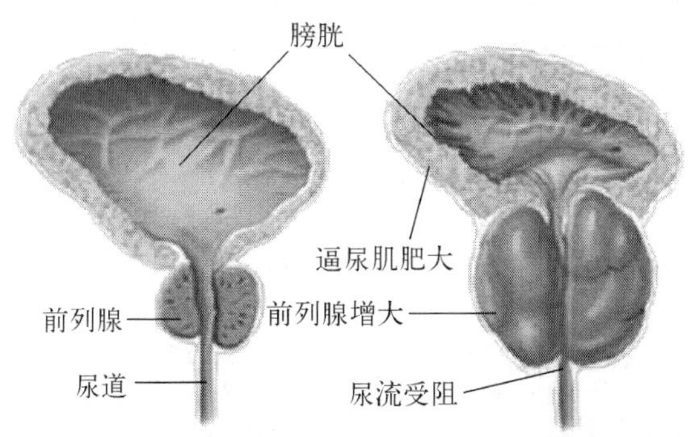

图5-1　正常前列腺、前列腺增生剖面图

液，沿双侧输尿管流向膀胱，膀胱像一个富有弹性的水囊，可容纳600 mL左右的尿液，膀胱收缩将尿液挤压入尿道，前列腺（图5-1）紧靠在膀胱下面，形状像一个倒放的栗子，底部向上，尖部向下，重量约20 g，与膀胱相连的尿道就从前列腺的中间穿过，患者前列腺增生或肥大时，尿道中的尿液就难以通过，这就出现了排尿费力的现象。男性的生殖系统包括睾丸、附睾、输精管、精囊腺、前列腺和阴茎。睾丸生成精子，精子产生后储存在附睾中，当性高潮到来时，由于肌肉的收缩，精子便排入输精管，双侧输精管离开附睾后进入腹腔，最终走行到前列腺的底部，与来自精囊的精囊管汇合成为射精管，射精管穿过前列腺，最终开口于前列腺部尿道，射精时精子就从这个开口进入尿道，与精囊液和前列腺液混合在一起，随精液排出体外。

前列腺的主要功能是分泌前列腺液，参与构成精液，前列腺液可以中和阴道中的酸性分泌物，有利于精子的生存和活动，其次，前列腺液内含有多种蛋白水解酶，可以使凝固的精液重新液化，有利于受精。

三、知识问答

（一）前列腺增生概述

· 什么是前列腺增生？·

前列腺的生长发育受睾丸分泌的睾酮控制，自青春期到20岁，前列腺的重量从5 g增长到20 g，在此后的二十几年里，前列腺的体积不再发生变化，而50岁后很多人的前列腺又会变得继续增大起来，这就是常说的前列腺增生或肥大。前列腺增生可以说是前列腺的一种正常增生现象，同时前列腺还有一种异常的恶性增生现象，那就是前列腺癌。几乎所有的前列腺增生都出现在前列腺靠近尿道的部位（医学上称为移形区），近90%的前列腺癌却发生在前列腺的外周部分（医学上称为外周带）。

·前列腺增生会导致哪些症状?·

经典病例中患者张某，70岁，于5年前开始出现排尿不畅症状，并伴有尿频、尿急，夜尿2～3次，经检查后考虑为前列腺增生。前列腺增生会有哪些症状呢？

1. 刺激性症状　产生的原因可能是增生的腺体刺激了局部的膀胱黏膜和前列腺包膜。在刺激症状中，尿频往往出现最早，即排尿次数增多，因为人在白天排尿的次数是根据饮水量的多少而改变的，所以在尿频的症状中，夜尿次数更有临床意义，因为一般人在入睡后就很少喝水了，而且夜间人体的排尿神经中枢受外界的影响较小，所以更能够体现出尿频的程度。所谓夜尿次数是指晚上入睡后至第二天早晨醒来之前需要因为排尿起床的次数，需要注意的是临睡前及第二天起床后的那次小便不计入夜尿的次数，正常情况下，夜尿次数多为0～1次，而前列腺增生的患者夜尿次数明显增多，甚至多达十几次，严重影响了睡眠。前列腺增生的症状中夜尿增多往往是出现最早的，而且夜尿的次数常伴随病情的发展而逐渐增多。尿急也是一种刺激症状，即一有尿意，就要立即小便，憋都憋不住，必须马上进行。如果稍微慢一点，尿液就会不由自主地排出来，称为急迫性尿失禁。

2. 梗阻性症状　前列腺增生时，增大的前列腺紧紧地箍住尿道，引起梗阻性症状。有些前列腺增生患者急匆匆跑到卫生间，却不能立即解出小便，需要等待一段时间才能解出，称为排尿等待；即使能解出小便也不是轻而易举，往往需要屏气、压肚子，憋得满脸通红，还是感觉心有余而力不足，称为排尿费力；尿线也变得非常细，射程也不远，有时甚至会滴到脚上；中间有时还要断上几次，而且小便后总是淋漓不尽，这些分别称为尿线变细、尿流中断、尿后滴沥等。梗阻性症状往往给患者带来很大痛苦，而且其出现往往反映出增生的前列腺已经在尿道造成了梗阻，并且影响到了膀胱的排尿功能，需要加倍注意。很多患者就是因为没有把尿路梗阻症状当回事，日久天长，膀胱功能越来越差，最终延误了治疗时机。

3. 并发症的症状　前列腺增生是一种缓慢进展性疾病，一些患者随着病情的加重，最终可能会引起并发症。这些并发症最多见的就是血尿，血尿的发生是因为增生的前列腺表面血管充血、扩张，并自发性破裂，多数血尿的出血量并不大，常能自行缓解，但是血尿必须引起足够的重视，因为它身后可能隐藏了泌尿系统其他一些疾病，尤其是老年人的无痛性肉眼血尿应尽早到医院检查，以排除肿瘤性疾病；另一种前列腺增生的常见并发症是急性尿潴留，这些患者往往以前具有尿路梗阻性症状，下腹部膨隆，并伴有胀痛感。此外，随着前列腺增生的进展，有些患者膀胱内的小便无法排干净，时间久了，膀胱内积存尿液太多，尿液就会不自主地从尿道流出，有时夜间熟睡时还会发生遗尿，这就是充盈性尿失禁的症状。如果这些症状长期得不到及时治疗，还会引起输尿管扩张、双肾积水，进而影响肾脏功能，出现肾功能不全，导致食欲缺乏、贫血、血压升高等。前列腺增生患者还会并发膀胱结石，这些患者有时解小便时尿液会突然停止，感觉好像有什么东西堵住了尿道，有时身体动一动、跳一跳，又能继续解小便，这就是膀胱结石的典型症状，称为排尿中断。

如果你存在上述症状，希望你能够尽快到医院就诊，因为只有在医院才能准确地诊断你是否患有前列腺增生及判断前列腺增生的程度，而仅仅通过症状来判断，是非常不可靠的。

· 前列腺增生的病因是什么？ ·

前列腺增生的病因虽未阐明，但已由过去的体型、种族、社会因素，代谢营养因素，新生物学说，动脉硬化学说，炎症学说，内分泌学说等，转移到内分泌学说上来。目前，主要有雄激素致病学说、雌激素致病学说、良性前列腺增生(BPH)生长因子学说。前列腺增生的发病率随年龄的增加而增加,功能性睾丸存在为必要条件,青春期行睾丸切除者不发生前列腺增生。曾有报道检查26例清宫太监,青少年时切除睾丸,60岁以后无一例发生前列腺增生,前列腺均已高度萎缩。前列腺增生患者去势后,有的有效,有的无效。实验研究亦证实,去势家犬给予双氢睾酮或雌激素,均可诱发前列腺增生,并发现犬去势并经雌二醇诱发前列腺增生后,其雄激素(主要是双氢辜酮)受体(AR)较正常增加2倍。可见,前列腺增生的发生与性激素有密切的关系。

· 前列腺增生会发展为前列腺癌吗? ·

前列腺癌是生长于前列腺内的恶性肿瘤,它同良性前列腺增生(BPH)一样,也是前列腺癌细胞的一种异常增生状态,但是前列腺癌与良性前列腺增生具有本质的区别,前列腺癌是一种恶性疾病,如不进行恰当治疗,将会危及患者的生命。国外的最新研究资料显示,前列腺癌已经成为欧美老年男性的头号杀手,如今在欧美国家,前列腺癌的发病率已经超过肺癌位居第一位。

早期前列腺癌很难被患者自己发现,因为即使前列腺内的恶性肿瘤增长到一定体积压迫了尿道,也仅仅引起一些排尿不畅、血尿、急性尿潴留等非特异性的表现,常被患者甚至一些医生认为是前列腺增生的症状。因此,很多患者在确诊前列腺癌时,癌灶已进入晚期。大量的临床实践表明,晚期肿瘤是不能得到根治的,最终必将对患者的生命构成威胁。因此,早期诊断才是战胜前列腺癌的有效手段。

(二)前列腺增生的检查与诊断

· 前列腺增生的诊断标准是什么? ·

前列腺增生的发病率随年龄的增加而增加,发病年龄一般在50岁左右,发病率为30%～50%,60～70岁发病率达75%。目前,我国男子平均寿命为68岁,前列腺增生的发病率已经明显上升。

前列腺增生诊断标准:

(1) 多见于老年患者。夜尿增加、进行性排尿困难直至尿潴留或充盈性尿失禁。合并感染时，可有尿痛和血尿。长期梗阻可致肾功能减退。

（2）肛门指诊检查，前列腺两侧叶增大、中央沟消失，硬度中等、均匀。中叶增生者，肛门指诊前列腺增大不显著。

（3）膀胱镜检查，见前列腺中叶或侧叶向膀胱内突出。膀胱壁可有小梁、小凹或憩室。

（4）通过超声检查或导尿法测定膀胱残余尿量。尿流量图检查显示排尿迟缓。静脉肾盂造影了解双侧肾功及有无积水。

（5）B型超声对诊断及鉴别诊断有帮助。

经典病例中张先生有进行性排尿不畅症状，做了肛门指检、B超、尿流动力学检查，结果显示前列腺增生。符合上述诊断标准，故可诊断其为前列腺增生。

· 诊断前列腺增生需要做哪些检查？·

1. 直肠指检　是前列腺增生最简便和最先察觉的检查方法。检查时可触及增大的侧叶，但若只中叶增生，且增大的腺体仅仅向前列腺尿道腔突出，则肛指检查很难触及。一般认为，发病最早为中叶及颈下叶，50岁即可发病，侧叶或其他各叶同时增生的发病年龄较晚，因此直肠指检检查前列腺虽不大，亦不能排除增生的可能。

2. 实验室检查

（1）尿常规检查：小便常规检查的改变决定于前列腺增生是否合并尿路感染。

（2）肾功能检查：了解肾功能状态，提示膀胱残余尿和肾积水，是重要和必要的。长期尿潴留会影响肾功能，血肌酐、尿素氮都可能升高。酚红排泄试验若下降缓慢或持平，提示可能有膀胱残余尿或肾积水；若单位时间或2小时酚红排泄总量减少，表示肾功能损害。

3. 影像学检查

（1）B型超声检查：操作简便，不但可测出增生前列腺的形态、大小、凸入膀胱的情况及膀胱内病变如肿瘤、结石或憩室等，而且较CT

软组织分辨能力强，能清晰地区分增生的内腺与受压变薄的外腺包膜，为鉴别诊断提供依据。检查途径主要有经直肠和经腹两种，另外还有经会阴等途径。目前，国外及国内各大医院多采用经直肠途径。这是因为前列腺位于直肠与膀胱之间，通过直肠内圆扫描可清楚地显示前列腺的声像图。经腹途径由于耻骨上探头，需经过膀胱在耻骨后才能探及前列腺，所以观察前列腺的全貌及内部结构比较困难。但该途径具有操作更为简便、可多次重复、患者又毫无不适的优点，且充盈的膀胱又为其提供一良好的声窗，因此医生积累经验后可用这种途径取得所需的临床资料，很适合一般医院进行。另外，经腹B超检查，还可用以测定残余尿量和了解有无肾积水存在。

（2）X线检查：泌尿系平片可发现有无肾、输尿管、膀胱及前列腺结石等；静脉尿路造影可明确是否存在下尿路梗阻引起的肾盂输尿管扩张及肾功能情况；膀胱造影可观察膀胱颈部及底部受压变形等现象，若增生的前列腺突出于膀胱腔内，则耻骨正中前列腺区有弧形充填缺损；尿路造影可显示前列腺尿道段的狭窄；前列腺造影可确定前列腺的大小、密度及病变性质等。

（3）残余尿测定：排尿后即时测定膀胱内的残余尿量。可经腹B超检查测定，亦可放置导尿管，以准确测量残余尿量。

（4）膀胱镜检查：观察膀胱颈部，以判断哪个叶增生及增生的程度。膀胱颈的形态随各叶增生的程度而改变，如两侧叶增生，颈部两侧受压，则正常凹面消失而呈“∧”形；中叶增生，膀胱底部凹陷，平坦的颈部后缘会明显隆起。并可发现膀胱继发改变，如输尿管间嵴肥厚、隆起，小梁及憩室的形成等。这些均为下尿路梗阻提供诊断依据。另外，膀胱镜检查时可以觉察尿道延长，正常时精阜距膀胱颈口约2 cm，前列腺增生明显时则可达5 cm以上。

4. 尿流动力学检查　可以判断下尿路有无梗阻及梗阻的程度。首先采用特制的尿流率计测定尿流率各项参数，即最大尿流率（MFR）、平均尿流率（AFR）、排尿时间（T）、尿量（V）、两秒钟尿流率、到达最大尿流率的时间等，其中前四项为主要参数，而MFR又是最简便且比较可靠的参数。当尿量≥200 mL时，MFR比较准确，此时MFR≤10 mL/s则提示下尿路有梗阻。良性前列腺增生患者难以每次检查时的排尿量达200 mL以上，因而吴阶平等根据排尿时间与排尿关系密切，与排尿阻力成正比，MFR与排尿阻力成反比，提出相对排尿阻力（RVR）概念，RVR＝T/MFR。RVR正常值为49岁以下者≤1.6，50岁以上者≥2.20。尿流率不正常者可同时进行膀胱尿道测压。膀胱尿道测压能准确反映是否梗阻、梗阻部位及膀胱功能。在MFR时，如膀胱内压超过9.81 kPa，无论MFR正常与否均应诊断为下尿路梗阻。

· 前列腺特异性抗原在前列腺癌筛查中的重要意义是什么？ ·

前列腺特异性抗原（prostate specific antigen，PSA）在前列腺癌的诊治工作中具有十分重要的意义，它是一种单链糖蛋白，主要由前列腺腺管上皮细胞产生，正常情况下直接分泌入精液，是一种能使凝固的精液恢复液体状态的酶类，对人类的受精具有重要作用。在正常前列腺组织中，由于基底膜的存在，几乎所有的PSA只能通过前列腺管腔进入精液，而不能进入血液，正常男性血清PSA浓度很低。当前列腺内出现恶性肿瘤，癌细胞就会破坏前列腺上皮下面的基底膜，从而使PSA通过这种异常途径进入血液，健康男性的血清PSA浓度＜4 μg/L，当PSA＞10 μg/L时，多数患者即被诊断前列腺癌。正因为PSA检查对诊断前列腺癌具有很高的准确性，因此这种检查已经被广泛应用于临床，且进行PSA检查也很方便。

虽然PSA＞10 μg/L时预示着前列腺癌的可能性很大，但当PSA为4～10 μg/L时，它的预警作用似乎就不那么准确了，当PSA在4～10 μg/L的灰区时，还可以通过检测PSA密度（PSAD）、PSA速率（PSAV）、游离PSA与总PSA比值（fPSA/tPSA）来帮助诊断。PSAD作为临床上诊断前列腺癌的灵敏指标，目前临床上常以0.15作为分界线，＞0.15则可疑为前列腺癌，常需要进行前列腺穿刺活检。PSAV检测中如发现PSA以每年0.75 μg/L甚至更高的速度逐次升高，那么几乎就可以肯定地做出前列腺癌的诊断。当PSA处于灰区时，临床上常进一步检查fPSA/tPSA，并以0.15和0.25作为分界线，认为＞0.25的人患前列腺癌的危险性较低，而＜0.15者则需高度怀疑前列腺癌。

（三）前列腺增生的治疗

·前列腺增生是否需要马上治疗？·

经常有许多患者在体检时做了B超，诊断为前列腺增生，希望医生开些药吃，那么，前列腺增生是否都需要治疗呢？其实不是这样的。前列腺增生是前列腺的良性病变，其病程进展个体差异很大，很多前列腺增生患者的临床症状在很长的时间内无明显变化，且不同人对症状的忍受程度又各不相同，所以并不是每一个前列腺增生的患者都需要进行积极治疗。很多前列腺增生的患者症状并不明显，也没有并发症，且患者对自己的症状很大程度上还可以耐受，对于这些患者，我们可以暂时不予以治疗，只给予观察等待。

观察等待并不等于放任自流，只是对一部分适合的患者采取一种保守的处理方式。期间，患者应定期随访，一般每年至少1次，内容包括症状变化、症状评分、直肠指检、B超检查、尿液检查、肾功能、尿流率等。复查时同前次指标进行对比，并与医生积极交流，判断是否需要开始治疗。

观察等待期间如果出现以下几种情形就需要予以积极处理：① 发生急性尿潴留，尤其是反复发生尿潴留，如果不积极治疗，再发生尿潴留的机会就很大。② 残余尿量逐渐增多，常常会因此导致尿路感染，且存在残余尿时，尿路感染很难控制，而反复的尿路感染也会进一步加重膀胱功能的损害，导致残余尿增多，即使没有尿路感染，单纯的残余尿明显增多，也常常提示逼尿肌功能的进行性损害，此时及时解除尿路梗阻有利于膀胱功能的恢复。③ 出现充盈性尿失禁、输尿管扩张、肾积水，这些症状的出现，说明膀胱功能已严重受损，如及时处理尚能有所改善，但改善的程度取决于治疗时机的把握。④ 由前列腺增生引起的反复肉眼血尿，或形成膀胱结石等情况也需要积极处理。⑤ 前列腺增生症状逐渐加重，下尿路症状严重影响了患者的生活质量，主动要求治疗。

在观察等待期间，前列腺增生患者最好要养成良好的生活习惯，尽量避免病情的进展，从而推迟治疗时间。应改掉以往的不良嗜好，如久坐不动等，应经常锻炼身体，热水坐浴。在饮食上，多吃清淡易消化食物，多吃蔬菜，防止便秘，少食辛辣刺激的食物，避免酒精饮料。注意防寒保暖，预防受凉感冒，不要长时间憋尿，尽可能少骑或不骑自行车等。同时需要保持心情舒畅，避免忧思恼怒及情绪过于激动。

·治疗前列腺增生的药物有哪些及注意事项?·

经典病例中患者张某被诊断为前列腺增生后，医生给予非那雄胺、多沙唑嗪口服药物治疗，那目前临床中治疗前列腺增生的药物有哪些呢？目前常用的治疗前列腺增生的药物可以根据不同的作用机制分为三类，即5α还原酶抑制剂、α_1受体阻滞剂及植物类药物。

1. 5α还原酶抑制剂　通过抑制体内睾酮向双氢睾酮的转变，进而降低前列腺内双氢睾酮的含量，达到缩小前列腺体积、改善下尿路症状的治疗目的。目前，临床上常用的5α还原酶抑制剂有进口的非那雄胺及依立雄胺等国产同类药物。试验证明，长期服用这类药物可使增生的前列腺体积缩小20%，能明显改善排尿困难等症状，同时还能够使急性尿潴留和手术的风险降低一半，而且非那雄胺类药物还有一个特点，就是对前列腺体积越大的患者，疗效越明显。资料表明，服用非那雄胺后少数人会出现阳痿或性欲减退，但其发生率很低，仅为2%左右。服用5α还原酶抑制剂虽然没有什么危险的不良反应，但是长期服用此类药物会导致体内PSA下降，而这种指标是临床上筛检前列腺癌的重要依据。如果你长期服用非那雄胺，就诊时一定要告诉医生，以使医生能够根据具体情况做出正确的判断。

2. α_1受体阻滞剂　前列腺增生除了腺体增大以外，前列腺内平滑肌张力的增高也会导致尿道受到压迫，产生前列腺增生的症状，而

α_1受体就起到了调控平滑肌细胞张力的作用，当前列腺增生时，腺体的α_1受体增多，而且处于高张力状态，压力便传递到前列腺部的尿道，从而加重梗阻症状。另外，研究发现α_1受体不仅存在于前列腺内部，而且在尿道、膀胱颈部及膀胱三角区附近也有大量的分布，当前列腺增生时，这些地方的α_1受体同样处于紧张状态，这也正是前列腺增生产生尿路刺激症状的重要原因之一。α_1受体阻滞剂就是针对以上情况研制的前列腺增生治疗药物，用药后，处于紧张状态的α_1受体得到松弛，尿道梗阻程度减轻，刺激症状也就能够得到很大缓解。目前，临床上常用的α_1受体阻滞剂有很多种，如进口的坦洛新、多沙唑嗪及国产的多沙唑嗪等，而且有良好的治疗效果。但是，一些高血压的患者在服用α_1受体阻滞剂时，此类药物可能与患者正在服用的降压药物产生协同作用，增加降压效果，故服药时应该时时监测血压，预防低血压、晕厥的发生。另外，α_1受体阻滞剂尽量在睡前服用，同时夜里起床或突然改变体位时要十分小心，最好改变体位后稍微适应一会儿，没有头晕等不适再进行活动。α_1受体阻滞剂不良反应重在预防，多数可随着用药的时间延长而减轻，服药时间长后，对该类药物的不良反应就不敏感了。

3. 植物类药物　用植物类药物治疗前列腺增生有着悠久的历史，国内外应用都比较广泛。所谓植物类药物有些类似于我国的中草药，国际上常用的是一些植物中提取出的成分，虽然其中起到确切治疗效果的成分目前还没有经过严格的科学验证，但在临床应用过程中起到了一定的疗效。这类药物在临床上应用的种类很多，且植物类药物都是由多种成分混合而成，因此，各种成分之间的配伍及协同作用也可能是其治疗作用的一个重要原因。

前列腺增生是一种慢性病变，其临床表现与很多因素有关，天气情况、患者情绪等都会影响前列腺增生的症状，因此有些人停用药物后，症状并没有明显的反复，而有些人在长期吃药过程中，症状也时好时坏。但是，从科学的角度讲，长期服用药物才是正规的治疗方式，因为药物治疗不仅能够缓解症状，而且能够预防前列腺增生的并发症，延缓疾病的进展，只有长期坚持治疗，后者才能逐渐体现出来。

·前列腺增生的手术适应证是什么？·

经典病例中患者张某开始长期口服药物治疗前列腺增生，有治疗效果，近半年来2次出现尿潴留，医生建议其手术治疗，那前列腺增生的手术适应证是什么呢？

随着治疗前列腺增生的各种药物的出现，很多具有症状的前列腺增生患者也可以通过服药使症状得到明显缓解，预防疾病的进展，在当今的医疗条件下，需要通过手术来治疗的前列腺增生患者已明显减少，但服用药物获得治疗效果往往需要较长的时间，而手术直观地切除前列腺组织可迅速产生治疗效果，这就是手术与药物治疗的最主要区别。可见，如果前列腺增生患者的病情较重，不及时治疗可对身体健康构成较大的潜在危害，手术治疗往往是最好的选择。

如果患者出现以下一些情况，医生一般会建议患者选择手术治疗。① 前列腺增生引起反复血尿；② 前列腺增生引起反复急性尿潴留；③ 前列腺增生引起反复尿路感染：④ 前列腺增生引起肾、输尿管积水；⑤ 前列腺增生引起膀胱结石；⑥ 以中叶增生为主的前列腺增生；⑦ 前列腺增生患者下尿路症状明显，影响生活质量，尤其是药物治疗效果不佳或拒绝接受药物治疗的患者。

·前列腺增生有哪些手术方式？·

经典病例中患者张某入院后行经尿道前列腺汽化电切术治疗前列腺增生，效果良好，那治疗前列腺增生的手术方式都有哪些呢？

治疗前列腺增生的手术方式大体可以分为两类，第一类是开放手术，就是在下腹部上切开一个刀口，从切口进去后分离到达前列腺的位置，再将增生的前列腺组织切除，这种手术方式已有上百年的历史，并且至今还在应用。第二类是微创手术，包括前列腺电切、汽化、钬激光前列腺切除等崭新的手术方式。这些微创手术的共同特点就是不用在身体上切开刀口，手术都是通过特殊的器械在尿道内进行，这些微创手术现在已经成为前列腺增生手术治疗的主流方式，在近

20年内得到飞速发展。在当今的医学条件下，前列腺增生的手术并不需要承受很大痛苦，不仅手术过程中没有丝毫的疼痛，而且术后恢复快，微创手术的创伤比开放手术就更小了，患者朋友们尽可放心，打消心中对前列腺手术的顾虑，以便得到及时、正确的治疗。

（四）前列腺增生的预后与护理

·前列腺增生经治疗后疗效有哪些评定标准？·

1. 治愈

（1）症状消失，排尿通畅，残余尿少于20 mL，停药后无复发。

（2）肛门指检，前列腺大小、质地、形态均恢复正常；或前列腺已切除。

2. 好转

（1）排尿症状明显改善，但残余尿仍为20～60 mL。

（2）肛门指检，前列腺大小、形态、质地未恢复正常。

·前列腺增生患者的日常护理需要注意哪些方面？·

（1）前列腺增生在一定意义上说是老年男性所共有的生理性增生，但增生的腺体内胆固醇为正常含量的2倍，因此改善饮食结构，防止高胆固醇类食物的摄入，对预防前列腺增生的发生具有一定意义。

（2）良性前列腺增生发展到一定程度，交感神经兴奋可致良性前列腺增生突然发生急性尿潴留，因此良性前列腺增生患者需避免交感神经兴奋的诱发因素，如食辛辣刺激之品、饮酒、吸烟、受凉、房事过度、憋尿不排等。

（3）有些患者的良性前列腺增生病变呈隐袭性发展，就诊时即出现尿毒症症状，因此老年男性出现排尿异常，需就诊检查。

（4）由于患者年龄大，常伴有心血管疾病、高血压、糖尿病等，因此对良性前列腺增生进行诊断时，必须重视患者的全身状况。

（五）前列腺增生的中医知识

· 中医怎么认识前列腺增生？·

中医称排尿困难为癃，癃者，小便不利，点滴而短少，病势较缓；其急性尿潴留为闭，闭者，小便闭塞，点滴不通，病势较急。

前列腺增生是男子进入“七八”之年，肾气虚衰，肾之阴阳不足所致。其证候的出现，除与增生的前列腺压迫因素有关外，与肾之阴阳偏衰（体质因素）、病理产物的形成亦有密切关系。

1. 湿热蕴结　良性前列腺增生之始，肾气虚，不能化气行水而见夜尿明显。若水湿内停，蕴而化热，或饮食不节，酿生湿热，或外阴不洁，湿热流注，致增生的前列腺充血水肿，良性前列腺增生症状加重。

2. 脾肾气虚　素体气虚，年属“七八”之年，肾气虚衰，不能温煦脾土，致脾肾气虚，推动乏力，或不能运化水湿，酿生痰湿。气虚推动乏力，前列腺增生不大即可出现排尿困难，多见于肥胖之人。

3. 气滞血瘀　肾气虚衰，不能运行气血，久之气血不畅，阴血凝聚于前列腺而增生肥大。前列腺增生到一定程度，压迫尿道而出现症状，见于平素无排尿不适之人，突然出现排尿困难，前列腺增大明显且较硬。

4. 肾阴虚　素体阴虚，“七八”之年，肾之阴阳不足，阴虚却相对明显，出现阴虚内热。阴虚之人，由于阳气相对偏盛，气化有权，排尿困难症出现较晚。排尿困难症出现，多为前列腺增生较大，膀胱气化无权，而呈气阴两虚的表现。

5. 肾阳虚　肾阳是人体脏腑生理活动的原动力。“七八”之年，肾阳不足，不能化气行水，膀胱气化无力，而见排尿困难，甚则尿闭，多见于素体阳虚前列腺增生者及前列腺增生严重者。

· 中医有哪些方法可以治疗前列腺增生？·

中医治疗本着“缓则治其本，急则治其标”的原则，“癃证”以调和阴阳，软坚散结为主，防止前列腺增生进一步发展；“闭证”以缓解挛急为主，保证尿液的排出，防止肾功能损害的产生，“关格”症状的出现。

1.辨证论治　本病中医论治适用于前列腺增生的“癃证”。对于“闭证”的出现，发病初期可在“癃证”辨证基础上，加用缓解挛急之品，如芍药、甘草、威灵仙、地龙、石菖蒲、薏苡仁、冬瓜仁等，以及选用活血化瘀通络之品，如莪术、水蛭、路路通、王不留行、穿山甲、桂枝等，亦有缓解挛急之效，或试用针灸、中医外治等法，以尿液排出为目的；急者，应及时导尿，或行膀胱造瘘。无论“癃证”“闭证”，对于有手术指征者，均应以手术治疗为妥。

（1）湿热蕴结证

治法：清利湿热，消瘀散结。

方药：龙胆泻肝汤或猪苓汤加减。湿热盛者，用龙胆泻肝汤清热利湿；若湿热伤阴者，用猪苓汤加减，阿胶滋养阴血、调补阴阳，猪苓、茯苓、滑石、泽泻清热利湿、通小便，加莪术、丹皮、赤芍以消瘀散结、缓解挛急。大便秘结者，加大黄通腑泻热而取通大便、利小便之功；血尿者，加蒲黄止血活血；小便不通者，加白芍、甘草、石菖蒲、薏苡仁缓急以通利小便。

（2）脾肾气虚证

治法：益气升提，化气行水。

方药：补中益气汤加减。黄芪、党参、白术、甘草益气健脾，陈皮理气以助气行，桂枝、茯苓化气行水，升麻、桔梗升清降浊，当归补血活血以缓挛急。加薏苡仁、冬瓜仁散结利水、缓挛急。前列腺增大明显者，加莪术、水蛭破瘀散结，或与桂枝茯苓丸合用。

（3）气滞血瘀证

治法：活血祛瘀，散结利水。

方药：桂枝茯苓丸加减。桂枝、茯苓化气行水，赤芍、丹皮、桃仁活血祛瘀。加莪术、水蛭破瘀散结，海藻、昆布软坚散结，薏苡仁、冬瓜仁散结利水，白芍、甘草缓解挛急。

（4）气阴两虚证

治法：益气养阴，调补阴阳。

方药：黄芪甘草汤合六味地黄丸加减。黄芪、甘草、山药益气以助膀胱气化；地黄、山茱萸补阴和阳；泽泻、茯苓利水通阳；丹皮活血化瘀以解挛急。本证患者年龄较大，症状出现较晚，前列腺增生明显，通常加用桂枝茯苓丸软坚散结，通阳化气。若见口干咽燥，潮热盗汗明显者，加用天花粉、知母、黄柏滋阴清热，养阴生津。

（5）肾阳不足证

治法：温肾助阳，化气行水。

方药：金匮肾气丸加减。附子、桂枝温阳化气，合地黄、山药、山茱萸调补阴阳；茯苓、泽泻利水通阳；丹皮活血化瘀，与桂枝相合温通血脉，缓解挛急。肾阳不足者，前列腺增生多大而软，加海藻、昆布、牡蛎化痰散结；若质地偏硬，加莪术、水蛭破瘀散结，或合用桂枝茯苓丸消瘀散结。

（6）肾阴亏虚证

治法：滋补肾阴，通窍利尿。

方药：知柏地黄丸加丹参、琥珀、王不留行、地龙等。方中知母清热泻火，黄柏清利湿热，熟地黄滋阴补肾，填精益髓，山茱萸补养肝肾，并能涩精，取"肝肾同源"之意；山药补益脾阴，亦能固肾。熟地黄、山茱萸、山药此三药相配伍，是为"三补"。佐以泽泻利湿而泄肾浊，并能减熟地黄之滋腻；茯苓淡渗脾湿，并助山药之健运；丹皮清泄虚热，并制山萸肉之温涩，此三药称为"三泻"。全方合用，三补三泻而以补为主；肝、脾、肾三阴并补而以补肾阴为主。

2. 单验方治疗

（1）虎杖100 g，煎水服。

（2）棕榈根100 g，水煎，加红糖适量，3～8天即可收到满意效果。

（3）木鳖子去毛，文火煨至鼓起为度，研末，每天吞服0.6 g，1天2次。注意毒性反应。

（4）新鲜垂柳嫩根500 g，小红参10 g，煎水服。

（5）擦树根150 g，水煎服。

（6）蜣螂粉每天3 g，开水1次送服。气虚者加补中益气汤，湿热者加龙胆泻肝汤。

（7）笋籽（晒干）60 g，水煎2次混合，共450 mL。1天3次，每次

150 mL，共服7天。症状减轻后，改笋籽间日30 g，续服1个月。

3. 药物外治

（1）艾叶60 g，石菖蒲30 g，炒热以布包之，热熨脐部（神阙穴），冷则易之。

（2）食盐500 g，切碎生葱250 g与食盐同炒热，以布包之，待温度适宜时，熨暖小腹部，冷则易之。

（3）甘遂9 g，冰片6 g，研极细末，加适量面粉，用温水调成糊状，外敷于脐下中极穴上。

（4）白矾、生白盐各7.5g，共研末，以纸圈围脐，填药在其中，滴冷水于药上，其小便即通。以上诸法，均适宜于急性尿潴留者。

4. 食疗　向日葵心30 g，猪瘦肉100 g，同煎，吃肉喝汤，每天1次。

5. 针灸疗法　主要用于尿潴留患者，可针灸中极、归来、三阴交、膀胱俞、足三里等穴，强刺激，反复捻转提插；体虚者灸气海、关元、水道等穴。

主要参考文献

郭应禄，胡礼泉．男科学．北京：人民卫生出版社，2004：942-967.

刘尚昕，谭潇，石婧，等．2009—2013年中华系列杂志老年人良性前列腺增生文献分布和现状分析．中华老年医学杂志，2015，34(2)：215-218.

那彦群．中国泌尿外科疾病诊断治疗指南．2014版．北京：人民卫生出版社，2014：672-694.

孙颖浩，高旭．前列腺疾病100问．第3版．上海：第二军医大学出版社，2010：32-46.

王福，高庆和，韩强，等．《EAU(2015年版)早泄诊治指南》解读．中国性科学，2016(2)：9-11.

吴阶平．吴阶平泌尿外科学．济南：山东科学技术出版社，2004：1491-1511.

吴沛珊，付宜鸣，冯堃，等．PSA相关指标对前列腺癌诊断价值的评价及比较研究．现代生物医学进展，2015，2：025.

许传，张贤生，高晶晶，等．不同类型早泄射精潜伏期与慢性前列腺炎症状评分的相关性调查．中国男科学杂志，2015(2)：26-30.

杨瀚君，张华．包皮过长的手术治疗进展．中外医疗，2015，(13)：188-190.

Alan J. Wein, Louis R.M.D. Kavoussi, Andrew C. Novick, et al. 坎贝尔-沃尔什泌尿外科学．第9版．郭应禄，周立群译．北京：北京大学医学出版社，2009：502-650.

Delke M, Bachmann A, Descazeaud A, et a1. EAU guidelines on the treatment and follow—up of nonneurogenic male lower urinary tract symptoms including benign prostatic obstructionr. Eur Urol, 2013, 64：118–140.

Shi JC, Sun ZQ, Mo XK, et a1. The efficacy of al— adrenergie receptor blocker, 5α—reductase inhibitor or combination therapy in benign prostatic hyperplasia. Chin J Geriatr, 2013, 32：368–371.

Jungwirth A, Diemer T, Dohle GR, et al. Guidelineson Male Infertility. European Association of Urology, 2013：7.

主 编 信 息

·基本信息·

刘剑新，硕士研究生，主任医师，泌尿外科主任，研究生导师。现任中国医师协会中国中西医结合医师分会第一届泌尿外科学专家委员会常务委员，上海市中西医学会围手术期委员会常务委员，中华中医药学会精准医学分会委员，上海市激光学会第一届泌尿外科分会委员，上海市中西医泌尿男科学会委员，虹口区泌尿外科学组组长等。以第一作者发表学术论文50余篇。主持完成科研课题5项，科研课题获省级科技成果二等奖一项。

·擅长领域·

擅长前列腺疾病、泌尿系肿瘤、泌尿系统结石、复杂性泌尿系感染和男科疾病的诊治。在经尿道前列腺汽化电切术、经尿道膀胱肿瘤电切术、输尿管镜（硬镜和软镜）激光碎石、微创经皮肾穿刺碎石取石手术、显微镜下精索静脉曲张手术、腹腔镜泌尿外科手术及泌尿系肿瘤根治术方面有着丰富的临床经验。

·门诊时间·

每周二、四、六上午泌尿外科专家门诊。

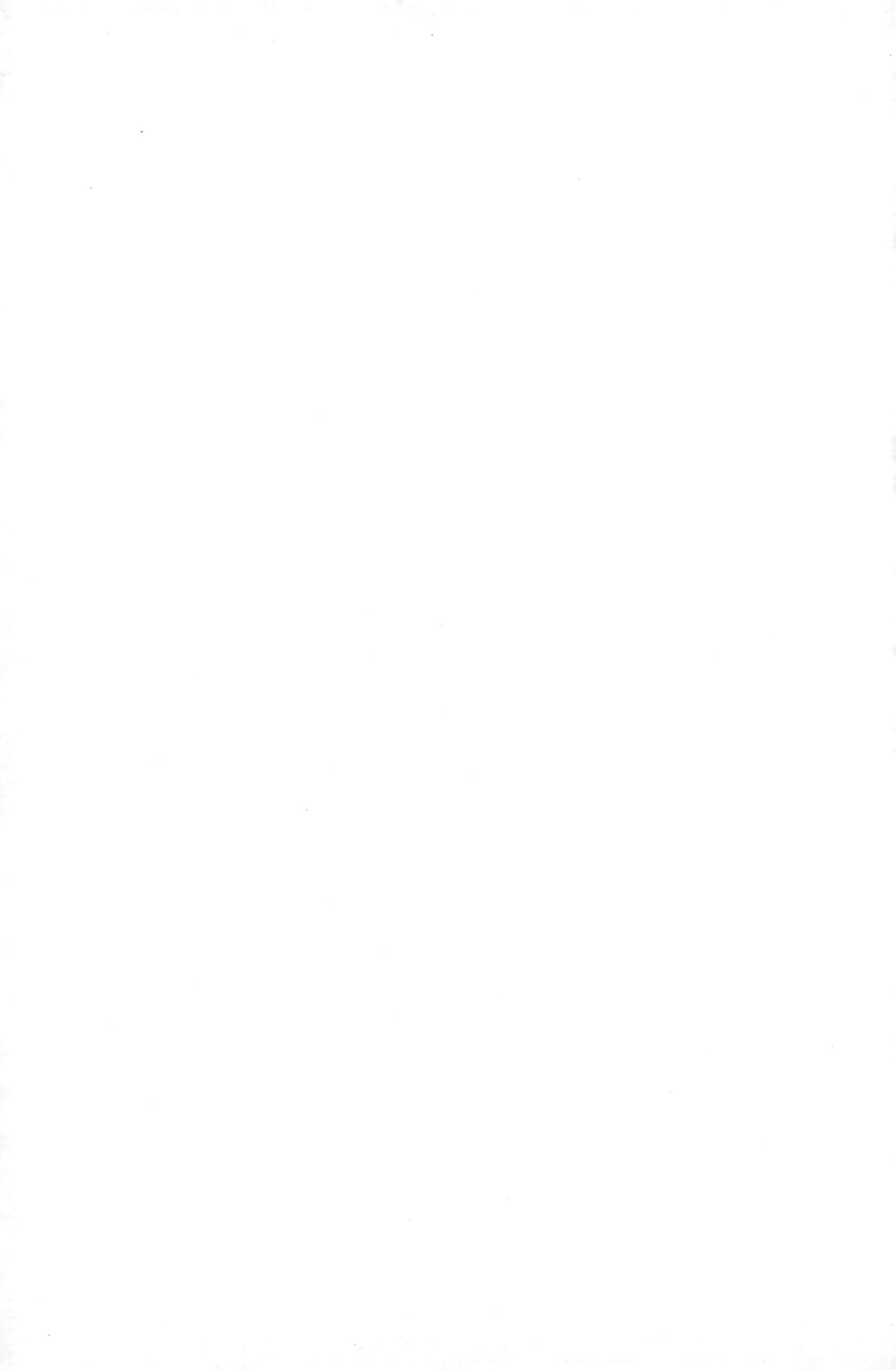